# DIGIUNO

# INTERMITTENTE

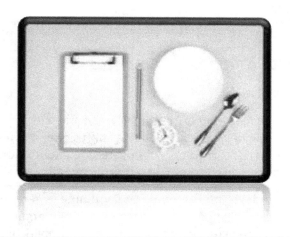

**Il metodo innovativo e testato**

**per perdere peso bruciando grassi**

**mantenendosi giovani ed in salute**

Giulia Ricci

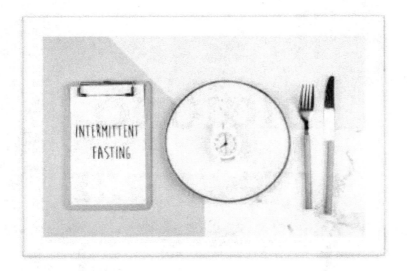

# Sommario

# Che cos'è il digiuno intermittente

Il digiuno intermittente, noto anche come restrizione energetica intermittente, è un termine generico per vari orari dei pasti che alternano il digiuno volontario e il non digiuno in un determinato periodo.

I tre metodi di digiuno intermittente sono:

- ✓ il digiuno a giorni alterni,
- ✓ il digiuno periodico
- ✓ l'alimentazione giornaliera limitata nel tempo.

Il digiuno intermittente è sicuramente una delle parole che vengono sentite ultimamente e non saresti il primo a chiederti di cosa si tratta. Se stai cercando di rinnovare il tuo stile di vita attuale o di perdere peso indesiderato, potrebbe essere qualcosa di incredibile da provare.

Per la maggior parte delle persone, il motivo principale della dieta è la perdita di peso, che può comportare la privazione dei cibi che ami, e spesso le diete rigide possono essere insostenibili per lunghi periodi di tempo.

Il digiuno intermittente, reso popolare dal dottor Michael Mosley che ha adottato il metodo dopo aver scoperto di essere un diabetico di tipo 2, è un modo per perdere peso senza dover tagliare i gruppi alimentari. Questo può aumentare le tue possibilità di perdere peso a lungo termine e abbassare il colesterolo. È più una scelta di stile di vita che una dieta.

Un obiettivo comune del digiuno è rendere più efficiente il metabolismo in modo da bruciare più grassi. Il tuo corpo si abitua a passare da bruciare zuccheri a bruciare grassi per fornire energia, che perde esercizio quando mangi ogni tre o quattro ore.

Quando il tuo corpo funziona normalmente, attinge il glucosio immagazzinato nel fegato e nei muscoli per produrre energia. Una volta che queste riserve sono esaurite, entra in uno stato chiamato chetosi. Il fegato scompone il grasso e produce chetoni, che possono essere utilizzati dall'organismo per produrre energia. Questo processo significa che il corpo si trova in uno stato di combustione dei grassi estremamente elevato.

I benefici per la salute del digiuno intermittente possono includere:

✓ Perdita di peso
✓ Funzione cerebrale migliorata
✓ Abbassare il colesterolo
✓ Promozione della riparazione cellulare
✓ Diminuzione di zuccheri e voglie di cibo
✓ Maggiore energia
✓ Maggiore durata della vita

Il digiuno intermittente dà al tuo corpo il tempo di ripararsi e gli consente di funzionare in modo più efficiente.

Se stai pensando al digiuno, è importante scegliere un'opzione che funzioni con il tuo programma e la quantità di attività che svolgi, e devi anche assicurarti che il tuo pasto principale venga consumato nel momento in cui ne hai più bisogno. Dovrai anche dare al tuo corpo il tempo di adattarsi al nuovo programma. Assicurati di bere molta acqua per eliminare anche le tossine!

Il digiuno intermittente può essere uno da considerare se stai cercando di provare un altro metodo per perdere peso. Ti consigliamo di parlare con il tuo medico prima di iniziare qualsiasi nuova dieta o regime alimentare.

## Il digiuno intermittente è attualmente una delle tendenze di salute e fitness più popolari al mondo

Le persone lo usano per perdere peso, migliorare la propria salute e semplificare il proprio stile di vita.

Molti studi dimostrano che può avere effetti potenti sul tuo corpo e sul tuo cervello e può persino aiutarti a vivere più a lungo.

Non specifica quali cibi dovresti mangiare ma piuttosto quando dovresti mangiarli.

A questo proposito, non è una dieta in senso convenzionale ma descritta più accuratamente come uno schema alimentare.

I metodi comuni di digiuno intermittente prevedono digiuni giornalieri di 16 ore o digiuno per 24 ore, due volte a settimana.

Il digiuno è stata una pratica in tutta l'evoluzione umana. Gli antichi cacciatori-raccoglitori non avevano supermercati, frigoriferi o cibo disponibile tutto l'anno. A volte non riuscivano a trovare niente da mangiare.

Di conseguenza, gli esseri umani si sono evoluti per essere in grado di sopravvivere senza cibo per lunghi periodi di tempo.

In effetti, il digiuno di tanto in tanto è più naturale che mangiare sempre 3-4 (o più) pasti al giorno.

Il digiuno viene spesso praticato anche per ragioni religiose o spirituali, incluso nell'Islam, nel cristianesimo, nel giudaismo e nel buddismo.

# Metodi di digiuno intermittente

Esistono diversi modi per eseguire il digiuno intermittente, che implicano tutti la suddivisione del giorno o della settimana in periodi di alimentazione e digiuno.

Durante i periodi di digiuno, mangi poco o niente.

Questi sono i metodi più popolari:

IL METODO 16/8: chiamato anche protocollo Leangains, implica saltare la colazione e limitare il periodo di alimentazione quotidiana a 8 ore, ad esempio dalle 13:00 alle 21:00. Poi digiuni per 16 ore.

EAT-STOP-EAT: si tratta di digiunare per 24 ore, una o due volte a settimana, ad esempio non mangiando dalla cena fino alla cena del giorno successivo.

**LA DIETA 5: 2:** con questo metodo consumi solo 500-600 calorie in due giorni non consecutivi della settimana, ma mangi normalmente gli altri 5 giorni.

Riducendo l'apporto calorico, tutti questi metodi dovrebbero causare perdita di peso fintanto che non si compensa mangiando molto di più durante i periodi di alimentazione.

Molte persone ritengono che il metodo 16/8 sia il più semplice, il più sostenibile e il più facile da rispettare. È anche il più popolare.

Esistono diversi modi per eseguire il digiuno intermittente. Tutti loro suddividono il giorno o la settimana in periodi di alimentazione e digiuno.

# Come influisce sulle cellule e sugli ormoni

Quando digiuni, diverse cose accadono nel tuo corpo a livello cellulare e molecolare. Ad esempio, il tuo corpo regola i livelli ormonali per rendere più accessibile il grasso corporeo immagazzinato. Le tue cellule avviano anche importanti processi di riparazione e cambiano l'espressione dei geni.

Ecco alcuni cambiamenti che si verificano nel tuo corpo quando digiuni:

**ORMONE UMANO DELLA CRESCITA:** i livelli di ormone della crescita salgono alle stelle, aumentando fino a 5 volte. Ciò ha benefici per la perdita di grasso e il guadagno muscolare.

**INSULINA**: la sensibilità all'insulina migliora e i livelli di insulina diminuiscono drasticamente. Livelli più bassi di insulina rendono il grasso corporeo immagazzinato più accessibile.

**RIPARAZIONE CELLULARE:** a digiuno, le cellule avviano processi di riparazione cellulare. Ciò include l'autofagia, in cui le cellule digeriscono e rimuovono le proteine vecchie e disfunzionali che si accumulano all'interno delle cellule.

**ESPRESSIONE GENICA:** ci sono cambiamenti nella funzione dei geni legati alla longevità e alla protezione contro le malattie.

Questi cambiamenti nei livelli ormonali, nella funzione cellulare e nell'espressione genica sono responsabili dei benefici per la salute del digiuno intermittente.

Quando digiuni, i livelli di ormone della crescita umano aumentano e i livelli di insulina diminuiscono. Le cellule del tuo corpo cambiano anche l'espressione dei geni e avviano importanti processi di riparazione cellulare.

## Uno strumento di perdita di peso molto potente

La perdita di peso è il motivo più comune per cui le persone provano il digiuno intermittente. Facendoti consumare meno pasti, il digiuno intermittente può portare ad una riduzione automatica dell'apporto calorico. Inoltre, il digiuno intermittente modifica i livelli ormonali per facilitare la perdita di peso.

Oltre ad abbassare l'insulina e aumentare i livelli dell'ormone della crescita, aumenta il rilascio dell'ormone brucia grassi noradrenalina. A causa di questi cambiamenti negli ormoni, il digiuno a breve termine può aumentare il tasso metabolico del 3,6-14%. Aiutandoti a mangiare di meno e a bruciare più calorie, il digiuno intermittente provoca la perdita di peso modificando entrambi i lati dell'equazione calorica.

Uno studio scientifico del 2014 ha rilevato che questo modello alimentare può causare una perdita di peso del 3–8% nell'arco di 3–24 settimane, una quantità significativa, rispetto alla maggior parte degli studi sulla perdita di peso.

Secondo lo stesso studio, le persone hanno anche perso il 4-7% della circonferenza della vita, indicando una significativa perdita di grasso addominale dannoso che si accumula intorno agli organi e causa la malattia.

Un altro studio ha dimostrato che il digiuno intermittente causa una minore perdita muscolare rispetto al metodo più standard di restrizione calorica continua.

Tuttavia, tieni presente che la ragione principale del suo successo è che il digiuno intermittente ti aiuta a mangiare meno calorie in generale. Se ti abbuffi e mangi enormi quantità durante i tuoi periodi di alimentazione, potresti non perdere alcun peso.

Il digiuno intermittente può aumentare leggermente il metabolismo aiutandoti a mangiare meno calorie. È un modo molto efficace per perdere peso e grasso addominale.

*Benefici alla salute*

Sono stati condotti molti studi sul digiuno intermittente, sia negli animali che nell'uomo.

Questi studi hanno dimostrato che può avere potenti benefici per il controllo del peso e per la salute del corpo e del cervello. Potrebbe anche aiutarti a vivere più a lungo.

Ecco i principali benefici per la salute del digiuno intermittente:

PERDITA DI PESO: come accennato in precedenza, il digiuno intermittente può aiutarti a perdere peso e grasso della pancia, senza dover limitare consapevolmente le calorie.

RESISTENZA ALL'INSULINA: il digiuno intermittente può ridurre la resistenza all'insulina, abbassare la glicemia del 3-6% e i livelli di insulina a digiuno del 20-31%, il che dovrebbe proteggere dal diabete di tipo 2.

INFIAMMAZIONE: alcuni studi mostrano riduzioni dei marcatori di infiammazione, un fattore chiave di molte malattie croniche.

SALUTE DEL CUORE: il digiuno intermittente può ridurre il colesterolo LDL "cattivo", i trigliceridi nel sangue, i marker infiammatori, la glicemia e la resistenza all'insulina - tutti fattori di rischio per le malattie cardiache.

CANCRO: studi sugli animali suggeriscono che il digiuno intermittente può prevenire il cancro.

SALUTE DEL CERVELLO: il digiuno intermittente aumenta l'ormone cerebrale e può aiutare la crescita di nuove cellule nervose. Può anche proteggere contro la malattia di Alzheimer.

ANTIETÀ: il digiuno intermittente può prolungare la durata della vita nei ratti. Gli studi hanno dimostrato che i ratti a digiuno vivevano del 36-83% più a lungo.

Il digiuno intermittente può avere molti benefici per il tuo corpo e il tuo cervello. Può causare perdita di peso e ridurre il rischio di diabete di tipo 2, malattie cardiache e cancro. Potrebbe anche aiutarti a vivere più a lungo.

## Rende il tuo stile di vita sano più semplice

Mangiare sano è semplice, ma può essere incredibilmente difficile da mantenere.

Uno dei principali ostacoli è tutto il lavoro necessario per pianificare e cucinare pasti sani. Il digiuno intermittente può rendere le cose più facili, poiché non è necessario pianificare, cucinare.

Per questo motivo, il digiuno intermittente è molto popolare, poiché migliora la tua salute e allo stesso tempo semplifica la tua vita.

### CHI DOVREBBE STARE ATTENTO O EVITARLO?

Il digiuno intermittente non è certo per tutti.

Se sei sottopeso o hai una storia di disturbi alimentari, non dovresti digiunare senza prima consultare un professionista della salute.

In questi casi, può essere addirittura dannoso.

### LE DONNE DOVREBBERO DIGIUNARE?

Ci sono alcune prove che il digiuno intermittente potrebbe non essere così vantaggioso per le donne come lo è per gli uomini.

Ad esempio, uno studio ha dimostrato che ha migliorato la sensibilità all'insulina negli uomini, ma ha peggiorato il controllo della glicemia nelle donne.

Sebbene gli studi sull'uomo su questo argomento non siano disponibili, gli studi sui ratti hanno scoperto che il digiuno intermittente può rendere le femmine emaciate, mascolinizzate, sterili e farle perdere i cicli.

Ci sono una serie di rapporti aneddotici di donne il cui periodo mestruale si è interrotto quando hanno iniziato a fare DI ed è tornato alla normalità quando hanno ripreso il loro schema alimentare precedente.

Per questi motivi, le donne dovrebbero stare attente al digiuno intermittente.

Dovrebbero seguire linee guida separate, come facilitare la pratica e interrompere immediatamente se hanno problemi come l'amenorrea (assenza di mestruazioni).

Se hai problemi con la fertilità e / o stai cercando di concepire, considera di tenere a bada il digiuno intermittente per ora. Questo schema alimentare è probabilmente anche una cattiva idea se sei incinta o stai allattando.

Le persone sottopeso o con una storia di disturbi alimentari non dovrebbero digiunare. Ci sono anche alcune prove che il digiuno intermittente può essere dannoso per alcune donne.

## *Sicurezza ed effetti collaterali*

La fame è il principale effetto collaterale del digiuno intermittente.

Potresti anche sentirti debole e il tuo cervello potrebbe non funzionare come sei abituato.

Questo può essere solo temporaneo, poiché il tuo corpo può impiegare del tempo per adattarsi al nuovo programma alimentare.

Se hai una condizione medica, dovresti consultare il tuo medico prima di provare il digiuno intermittente.

Ciò è particolarmente importante se:

✓ Hai il diabete.

✓ Hai problemi con la regolazione della glicemia.

✓ Hai la pressione sanguigna bassa.

✓ Prendi dei farmaci.

✓ Sei sottopeso.

✓ Hai una storia di disturbi alimentari.

✓ Sei una donna che sta cercando di concepire.

✓ Sei una donna con una storia di amenorrea.

✓ Sei incinta o stai allattando.

Detto questo, il digiuno intermittente ha un profilo di sicurezza eccezionale. Non c'è niente di pericoloso nel non mangiare per un po', se sei sano e ben nutrito nel complesso. L'effetto collaterale più comune del digiuno intermittente è la fame. Le persone con determinate condizioni mediche non dovrebbero digiunare senza prima consultare un medico.

# Domande frequenti

Ecco le risposte alle domande più comuni sul digiuno intermittente.

### 1. Posso bere liquidi durante il digiuno?

Sì. Acqua, caffè, tè e altre bevande non caloriche vanno bene. Non aggiungere zucchero al tuo caffè. Piccole quantità di latte o panna possono andare bene. Il caffè può essere particolarmente utile durante un digiuno, poiché può attenuare la fame.

### 2. Non è malsano saltare la colazione?

No. Il problema è che la maggior parte degli stereotipati abolitori della colazione hanno stili di vita malsani. Se ti assicuri di mangiare cibo sano per il resto della giornata, la pratica è perfettamente salutare.

### 3. Posso prendere integratori durante il digiuno?

Sì. Tuttavia, tieni presente che alcuni integratori come le vitamine liposolubili possono funzionare meglio se assunti durante i pasti.

### 4. Posso allenarmi a digiuno?

Sì, gli allenamenti a digiuno vanno bene. Alcune persone consigliano di assumere aminoacidi a catena ramificata (BCAA) prima di un allenamento a digiuno.

### 5. Il digiuno causerà la perdita muscolare?

Tutti i metodi di perdita di peso possono causare la perdita muscolare, motivo per cui è importante mantenere alto l'assunzione di proteine. Uno studio ha dimostrato che il digiuno intermittente causa una minore perdita muscolare rispetto alla normale restrizione calorica.

### 6. Il digiuno rallenterà il mio metabolismo?

No. Gli studi dimostrano che i digiuni a breve termine aumentano effettivamente il metabolismo. Tuttavia, digiuni più lunghi di 3 o più giorni possono sopprimere il metabolismo.

### 7. I bambini dovrebbero digiunare?

Permettere a tuo figlio di digiunare è probabilmente una cattiva idea.

# Come iniziare

È probabile che tu abbia già fatto molti digiuni intermittenti nella tua vita. Se hai mai cenato, dormito fino a tardi e non mangiato fino all'ora di pranzo del giorno successivo, probabilmente hai già digiunato per più di 16 ore.

Alcune persone mangiano istintivamente in questo modo. Semplicemente non si sentono affamati al mattino. Molte persone considerano il metodo 16/8 il modo più semplice e sostenibile di digiuno intermittente: potresti provare prima questa pratica. Se lo trovi facile e ti senti bene durante il digiuno, allora forse prova a passare a digiuni più avanzati come il digiuno di 24 ore 1-2 volte a settimana (Eat-Stop-Eat) o mangiando solo 500-600 calorie 1-2 giorni a settimana (dieta 5: 2).

Un altro approccio è semplicemente digiunare ogni volta che è conveniente: saltare semplicemente i pasti di tanto in tanto quando non hai fame o non hai tempo per cucinare. Non è necessario seguire un piano strutturato di digiuno intermittente per trarne almeno alcuni dei benefici.

Sperimenta i diversi approcci e trova qualcosa che ti piace e che si adatti al tuo programma. Si consiglia di iniziare con il metodo 16/8, per poi eventualmente passare a digiuni più lunghi. È importante sperimentare e trovare un metodo che funzioni per te. Il digiuno intermittente è semplicemente una delle tante strategie di stile di vita che possono migliorare la tua salute. Mangiare cibo vero, fare esercizio e prendersi cura del proprio sonno sono ancora i fattori più importanti su cui concentrarsi.

Alla fine della giornata, non esiste una soluzione valida per tutti quando si tratta di nutrizione. La dieta migliore per te è quella a cui puoi attenerti a lungo termine. Il digiuno intermittente è ottimo per alcune persone, non per altri. L'unico modo per scoprire a quale gruppo appartieni è provarlo.

Se ti senti bene durante il digiuno e trovi che sia un modo di mangiare sostenibile, può essere uno strumento molto potente per perdere peso e migliorare la tua salute.

# La mia esperienza

Faccio digiuno intermittente da più di un anno.

Salto la colazione ogni giorno e mangio due pasti, il primo intorno alle 13:00 e il secondo intorno alle 20:00. Quindi digiuno per 16 ore finché non ricomincio a mangiare il giorno successivo alle 13:00.

Sorprendentemente, da quando ho iniziato il digiuno intermittente ho aumentato la massa muscolare, diminuito il grasso corporeo (in calo del 3% dal 14% all'11%) e ha ridotto la quantità di tempo che ho trascorso ad allenarmi (da 7,5 ore a settimana a 2,5 ore a settimana).

In altre parole, sono più forte, più snella e più esplosiva anche se vado in palestra meno e mangio di meno.

**FORSE TI STARAI CHIEDENDO ...**

Com'è possibile? Saltare la colazione non ti fa male? Perché qualcuno dovrebbe digiunare per 16 ore ogni giorno? Quali sono i vantaggi? C'è qualche scienza dietro questo o sei solo pazza? È pericoloso?

Rallenta... Sono nota per fare cose pazze, ma questo è totalmente legittimo. È facile da implementare nel tuo stile di vita e ci sono tantissimi benefici per la salute. In questo libro, analizzerò il digiuno intermittente e tutto ciò che ne consegue.

*Che cos'è il digiuno intermittente e perché dovresti farlo?*

Il digiuno intermittente non è una dieta, è un modello di alimentazione. È un modo per programmare i tuoi pasti in modo da ottenere il massimo da essi. Il digiuno intermittente non cambia ciò che mangi, cambia quando mangi.

### PERCHÉ VALE LA PENA CAMBIARE QUANDO MANGI?

Bene, in particolare, è un ottimo modo per dimagrire senza seguire una dieta folle o ridurre le calorie a zero. In effetti, la maggior parte delle volte proverai a mantenere le stesse calorie quando inizi il digiuno intermittente. (La maggior parte delle persone consuma pasti più abbondanti in un lasso di tempo più breve.) Inoltre, il digiuno intermittente è un buon modo per mantenere la massa muscolare mentre si diventa magri.

Detto questo, il motivo principale per cui le persone provano il digiuno intermittente è perdere grasso. Parleremo di come il digiuno intermittente porti alla perdita di grasso in un attimo.

Il digiuno intermittente è una delle strategie più semplici che abbiamo per togliere il peso cattivo mantenendo un buon peso perché richiede pochissimi cambiamenti di comportamento. Questa è una cosa molto buona perché significa che il digiuno intermittente rientra nella categoria di "abbastanza semplice da farlo effettivamente, ma abbastanza significativo da fare effettivamente la differenza".

### COME FUNZIONA IL DIGIUNO INTERMITTENTE?

Per capire come il digiuno intermittente porta alla perdita di grasso, dobbiamo prima capire la differenza tra lo stato di alimentazione e lo stato di digiuno.

Il tuo corpo è in stato di nutrimento quando digerisce e assorbe il cibo. In genere, lo stato di alimentazione inizia quando inizi a mangiare e dura da tre a cinque ore mentre il tuo corpo digerisce e assorbe il cibo che hai appena mangiato.

Quando sei alimentato, è molto difficile per il tuo corpo bruciare i grassi perché i livelli di insulina sono alti.

Dopo quel lasso di tempo, il tuo corpo entra in quello che è noto come lo stato di post-assorbimento, che è solo un modo elegante per dire che il tuo corpo non sta elaborando un pasto. Lo stato post-assorbimento dura fino a 8-12 ore dopo l'ultimo pasto, ovvero quando si entra nello stato di digiuno. È molto più facile per il tuo corpo bruciare i grassi a digiuno perché i livelli di insulina sono bassi.

Quando sei a digiuno, il tuo corpo può bruciare i grassi che erano inaccessibili durante lo stato di alimentazione.

Poiché non entriamo nello stato di digiuno fino a 12 ore dopo il nostro ultimo pasto, è raro che il nostro corpo si trovi in questo stato di combustione dei grassi. Questo è uno dei motivi per cui molte persone che iniziano il digiuno intermittente perderanno grasso senza cambiare ciò che mangiano, quanto mangiano o quanto spesso si allenano.

Il digiuno mette il tuo corpo in uno stato di combustione dei grassi che raramente riesci a raggiungere durante un normale programma alimentare.

### I VANTAGGI DEL DIGIUNO INTERMITTENTE

La perdita di grasso è ottima, ma non è l'unico vantaggio del digiuno.

**1. Il digiuno intermittente rende la tua giornata più semplice.**

Cambiamento del comportamento, la tranquillità e la riduzione dello stress. Il digiuno intermittente fornisce ulteriore semplicità alla mia vita che mi piace davvero. Quando mi sveglio, non mi preoccupo della colazione. Prendo solo un bicchiere d'acqua e inizio la mia giornata.

Mi piace mangiare e non mi dispiace cucinare, quindi mangiare tre pasti al giorno non è mai stato un problema per me. Tuttavia, il digiuno intermittente mi permette di mangiare un pasto in meno, il che significa anche pianificare un pasto in meno, cucinare un pasto in meno. Rende la vita un po' più semplice e questo mi piace.

**2. Il digiuno intermittente ti aiuta a vivere più a lungo.**

Gli scienziati sanno da tempo che limitare le calorie è un modo per allungare la vita. Da un punto di vista logico, questo ha senso. Quando stai morendo di fame, il tuo corpo trova i modi per prolungare la tua vita.

## C'è solo un problema: chi vuole morire di fame per vivere più a lungo?

Non so voi, ma a me interessa godermi una lunga vita.

La buona notizia è che il digiuno intermittente attiva molti degli stessi meccanismi per prolungare la vita della restrizione calorica. In altre parole, ottieni i benefici di una vita più lunga senza il fastidio di morire di fame.

Già nel 1945 si scoprì che il digiuno intermittente prolungava la vita dei topi. Più recentemente, questo studio ha scoperto che il digiuno intermittente a giorni alterni portava a una vita più lunga.

### 3. Il digiuno intermittente può ridurre il rischio di cancro.

Questo è in discussione perché non sono state condotte molte ricerche e sperimentazioni sulla relazione tra cancro e digiuno. I primi rapporti, tuttavia, sembrano positivi.

Questo studio su 10 malati di cancro suggerisce che gli effetti collaterali della chemioterapia possono essere ridotti dal digiuno prima del trattamento. Questa scoperta è supportata anche da un altro studio che ha utilizzato il digiuno a giorni alterni con i malati di cancro e ha concluso che il digiuno prima della chemioterapia si tradurrebbe in migliori tassi di guarigione e meno morti.

Infine, quest' analisi completa di molti studi sul digiuno e sulle malattie ha concluso che il digiuno sembra ridurre non solo il rischio di cancro, ma anche le malattie cardiovascolari.

### 4. Il digiuno intermittente è molto più facile della dieta.

Il motivo per cui la maggior parte delle diete fallisce non è perché passiamo a cibi sbagliati, è perché in realtà non seguiamo la dieta a lungo termine. Non è un problema di nutrizione, è un problema di cambiamento del comportamento.

È qui che il digiuno intermittente brilla perché è straordinariamente facile da implementare una volta superata l'idea di dover mangiare tutto il tempo. Ad esempio, questo studio ha scoperto che il digiuno intermittente era una strategia efficace per la perdita di peso negli adulti obesi e ha concluso che "i soggetti si adattano rapidamente" a una routine di digiuno intermittente.

"Le diete sono facili nella contemplazione, difficili nell'esecuzione. Il digiuno intermittente è esattamente l'opposto: è difficile nella contemplazione ma facile nell'esecuzione.

La maggior parte di noi ha pensato di mettersi a dieta. Quando troviamo una dieta che ci piace, sembra che sarà un gioco da ragazzi. Ma quando entriamo nel nocciolo della questione, diventa difficile. Ad esempio, seguo quasi sempre una dieta a basso contenuto di carboidrati. Ma se penso di seguire una dieta a basso contenuto di grassi, sembra facile. Penso a bagel, pane integrale e gelatina, purè di patate, mais, banane a dozzine, ecc. - Tutto ciò che suona attraente. Ma se dovessi intraprendere una dieta così povera di grassi mi stancherei presto e vorrei poter mangiare carne e uova. Quindi una dieta è facile da contemplare, ma non così facile nell'esecuzione a lungo termine.

Il digiuno intermittente è duro nella contemplazione, di questo non c'è dubbio. "Stai senza cibo per 24 ore?" la gente chiedeva incredula quando spiegavamo cosa stavamo facendo. "Non potrei mai farlo." Ma una volta iniziato, è un gioco da ragazzi. Nessuna preoccupazione su cosa e dove mangiare per uno o due dei tre pasti al giorno. È una grande liberazione. Le tue spese per il cibo precipitano. E non sei particolarmente affamato. ... Sebbene sia difficile superare l'idea di stare senza cibo, una volta iniziato il regime, niente potrebbe essere più facile. "

Secondo me, la facilità del digiuno intermittente è la migliore ragione per provarlo. Fornisce una vasta gamma di benefici per la salute senza richiedere un massiccio cambiamento dello stile di vita.

# Esempi di diversi programmi di digiuno intermittente

Se stai pensando di provare il digiuno, ci sono alcune opzioni diverse per adattarlo al tuo stile di vita.

*Digiuno intermittente quotidiano*

La maggior parte delle volte seguo il modello Leangains del digiuno intermittente, che utilizza un digiuno di 16 ore seguito da un periodo di alimentazione di 8 ore. Questo modello di digiuno intermittente quotidiano è stato reso popolare da Martin Berkhan, da cui ha avuto origine il nome.

Non importa quando inizi il tuo periodo di 8 ore a mangiare. Puoi iniziare alle 8:00 e fermarti alle 16:00. Oppure inizi alle 14:00 e ti fermi alle 22:00. Fai quello che funziona per te.

Tendo a scoprire che mangiare intorno alle 13:00 e alle 20:00 funziona bene perché quei tempi mi permettono di pranzare e cenare con amici e familiari. La colazione è in genere un pasto che mangio da solo, quindi saltarlo non è un grosso problema.

Poiché il digiuno intermittente quotidiano viene fatto ogni giorno, diventa molto facile prendere l'abitudine di mangiare secondo questo programma. In questo momento, probabilmente stai mangiando più o meno alla stessa ora ogni giorno senza pensarci. Bene, con il digiuno intermittente quotidiano è la stessa cosa, impari a non mangiare in determinati orari, il che è straordinariamente facile.

Un potenziale svantaggio di questo programma è che, poiché in genere si taglia fuori uno o due pasti dalla giornata, diventa più difficile assumere lo stesso numero di calorie durante la settimana.

In parole povere, è difficile insegnare a te stesso a mangiare pasti più abbondanti in modo coerente. Il risultato è che molte persone che provano questo stile di digiuno intermittente finiscono per perdere peso. Può essere una cosa buona o cattiva, a seconda dei tuoi obiettivi.

Questo è probabilmente un buon momento per dire che mentre ho praticato il digiuno intermittente in modo coerente nell'ultimo anno, non sono una fanatica della mia dieta.

Lavoro sulla costruzione di abitudini sane che guidano il mio comportamento il 90% delle volte, in modo da poter fare quello che mi sento durante il restante 10%. Se vengo a casa tua per vedere la partita di calcio e ordiniamo una pizza alle 23:00, indovina un po'?

Non mi interessa che sia fuori dal mio periodo di alimentazione, lo sto mangiando.

*Digiuno intermittente settimanale*

Uno dei modi migliori per iniziare con il digiuno intermittente è farlo una volta alla settimana o una volta al mese.

È stato dimostrato che il digiuno occasionale porta a molti dei benefici del digiuno di cui abbiamo già parlato, quindi anche se non lo usi per ridurre le calorie in modo coerente, ci sono ancora molti altri benefici per la salute del digiuno.

**Vediamo un esempio di come potrebbe svolgersi un digiuno intermittente settimanale.**

In questo esempio, il pranzo del lunedì è l'ultimo pasto della giornata. Quindi digiuni fino a pranzo di martedì. Questo programma ha il vantaggio di permetterti di mangiare tutti i giorni della settimana mentre raccogli i benefici del digiuno per 24 ore. È anche meno probabile che perderai peso perché tagli solo due pasti a settimana. Quindi, se stai cercando di aumentare o mantenere il peso, questa è un'ottima opzione.

Ho fatto digiuni di 24 ore in passato (ne ho fatto solo uno il mese scorso) e ci sono una vasta gamma di variazioni e opzioni per farlo funzionare nel tuo programma. Ad esempio, una lunga giornata di viaggio o il giorno dopo una grande festa festiva sono spesso ottimi momenti per fare un digiuno di 24 ore.

Forse il più grande vantaggio di fare un digiuno di 24 ore è superare la barriera mentale del digiuno. Se non hai mai digiunato prima, completare con successo la tua prima volta ti aiuta a capire che non morirai se non mangi per un giorno.

*Digiuno intermittente a giorni alterni*

Il digiuno intermittente a giorni alterni comprende periodi di digiuno più lunghi a giorni alterni per tutta la settimana.

Ad esempio, cenerai lunedì sera e poi non mangerai più fino a martedì sera. Mercoledì, tuttavia, si mangia tutto il giorno e poi si ricomincia il ciclo di digiuno di 24 ore dopo cena il mercoledì sera. Ciò ti consente di ottenere lunghi periodi di digiuno in modo coerente mentre mangi almeno un pasto ogni giorno della settimana.

Questo stile di digiuno intermittente sembra essere usato spesso negli studi di ricerca, ma da quello che ho visto non è molto popolare nel mondo reale. Non ho mai provato il digiuno a giorni alterni e non ho intenzione di farlo.

Il vantaggio del digiuno intermittente a giorni alterni è che ti dà più tempo nello stato di digiuno rispetto allo stile di digiuno Leangains. Ipoteticamente, ciò aumenterebbe i benefici del digiuno.

In pratica, tuttavia, mi preoccuperei di mangiare a sufficienza. Sulla base della mia esperienza, insegnare a te stesso a mangiare sempre di più è una delle parti più difficili del digiuno intermittente. Potresti essere in grado di banchettare per un pasto, ma imparare a farlo ogni giorno della settimana richiede un po' di pianificazione, molta cucina e un'alimentazione coerente. Il risultato finale è che la maggior parte delle persone che provano il digiuno intermittente finiscono per perdere un po' di peso perché le dimensioni dei loro pasti rimangono simili anche se alcuni pasti vengono tagliati ogni settimana.

Se stai cercando di perdere peso, questo non è un problema. E anche se sei soddisfatto del tuo peso, questo non si rivelerà un grosso problema se segui i programmi di digiuno giornaliero o settimanale. Tuttavia, se digiuni per 24 ore al giorno per più giorni alla settimana, sarà molto difficile mangiare abbastanza nei tuoi giorni di festa per rimediare.

Di conseguenza, penso che sia un'idea migliore provare il digiuno intermittente quotidiano o un singolo digiuno di 24 ore una volta alla settimana o una volta al mese.

*Domande frequenti, dubbi e reclami*

### Sono una donna. Devo fare qualcosa di diverso?

Le donne possono trovare una finestra alimentare più ampia per essere più favorevole quando fanno il digiuno intermittente quotidiano.

Mentre gli uomini digiunano in genere per 16 ore e poi mangiano per 8 ore, le donne possono ottenere risultati migliori mangiando per 10 ore e digiunando per 14 ore. Il miglior consiglio che posso dare a chiunque, non solo alle donne, è di sperimentare e vedere cosa funziona meglio per te. Il tuo corpo ti darà dei segnali. Segui ciò a cui il tuo corpo risponde favorevolmente.

### Non potrei mai saltare la colazione. Come si fa?

I cibi per la colazione sono i miei preferiti, quindi li mangio solo alle 13:00 ogni giorno.

Inoltre, se mangi una cena abbondante la sera prima, penso che rimarrai sorpreso da quanta energia hai al mattino. La maggior parte delle preoccupazioni che le persone hanno sul digiuno intermittente sono dovute al fatto che le aziende spingono sull'importanza della colazione, per ovvi motivi, o che hanno bisogno di mangiare ogni tre ore e così via. La scienza non lo supporta e nemmeno le mie esperienze personali.

**Pensavo dovessi mangiare ogni 3 ore?**

Potresti aver sentito persone dire che dovresti fare sei pasti al giorno o mangiare ogni 3 ore o qualcosa del genere.

Ecco perché questa è stata un'idea popolare per un breve periodo di tempo:

Il tuo corpo brucia calorie quando elabora il cibo. Quindi il pensiero alla base della strategia più pasti era che se mangiassi più spesso, bruceresti anche più calorie durante il giorno. Pertanto, mangiare più pasti dovrebbe aiutarti a perdere peso.

Ecco il problema:

La quantità di calorie bruciate è proporzionale alle dimensioni del pasto che il corpo sta elaborando. Quindi, digerire sei pasti più piccoli che aggiungono fino a 2000 calorie brucia la stessa quantità di energia dell'elaborazione di due pasti abbondanti di 1000 calorie ciascuno. Non importa se ottieni le tue calorie in 10 pasti o in 1 pasto, finirai nello stesso posto.

**Questo è pazzesco. Se non avessi mangiato per 24 ore, morirei.**

Onestamente, penso che la barriera mentale sia la cosa più grande che impedisce alle persone di digiunare perché non è davvero così difficile da fare nella pratica.

Ecco alcuni motivi per cui il digiuno intermittente non è così folle come pensi.

In primo luogo, il digiuno è stato praticato per secoli da vari gruppi religiosi. I medici hanno anche notato i benefici per la salute del digiuno da migliaia di anni. In altre parole, il digiuno non è una nuova moda o un folle stratagemma di marketing. È in circolazione da molto tempo e funziona davvero.

In secondo luogo, il digiuno sembra estraneo a molti di noi semplicemente perché nessuno ne parla così tanto. La ragione di ciò è che nessuno può fare molti soldi dicendoti di non mangiare i loro prodotti, di non prendere i loro integratori o di non comprare i loro prodotti. In altre parole, il digiuno non è un argomento molto commerciabile e quindi non sei esposto a pubblicità e marketing su di esso molto spesso. Il risultato è che sembra un po' estremo o strano, anche se la sua realtà non è.

Terzo, probabilmente hai già digiunato molte volte, anche se non lo sai. Hai mai dormito fino a tardi nei fine settimana e poi fatto un brunch fino a tardi? Alcune persone lo fanno ogni fine settimana. In situazioni come queste, spesso ceniamo la sera prima e poi non mangiamo fino alle 11, a mezzogiorno o anche più tardi. Ecco il tuo digiuno di 16 ore e non ci hai nemmeno pensato.

Infine, suggerirei di fare un digiuno di 24 ore anche se non prevedi di fare il digiuno intermittente frequentemente. È bene insegnare a te stesso che sopravvivrai senza cibo per un giorno. Inoltre, come ho sottolineato in più studi di ricerca in questo libro, ci sono molti benefici per la salute del digiuno.

Questo è il digiuno intermittente in poche parole.

# Perché ingrassiamo e come gestire la fame

Una cosa che mi ha sempre sconcertato è come ingrassiamo.

Mentre è facile credere che rimaniamo magri perché siamo virtuosi e ingrassiamo perché ci manca l'autocontrollo o la disciplina, le prove dicono chiaramente il contrario.

È un semplice problema di calorie?

Le diete ipocaloriche funzionano? A breve termine sì, ma nel complesso no.

I due ricercatori che potrebbero aver avuto il miglior curriculum al mondo nel trattamento dell'obesità in ambito accademico sono George Blackburn e Bruce Bistrian della Harvard Medical School. Negli anni '70, iniziarono a trattare i pazienti obesi con una dieta di seicento calorie al giorno di sola carne magra, pesce e pollame. Hanno curato migliaia di pazienti. La metà di loro ha perso più di quaranta chili.

Questo è un modo straordinariamente efficace e sicuro per ottenere grandi quantità di perdita di peso. Eppure, poco dopo, Bistrian e Blackburn hanno rinunciato alla terapia perché non sapevano cosa dire ai loro pazienti di fare dopo che il peso era perso. Non ci si poteva aspettare che i pazienti vivessero con seicento calorie al giorno per sempre, e se tornassero a mangiare normalmente, riprenderebbero tutto il peso.

Quindi, anche se perdi peso con una dieta ipocalorica, sei bloccato con il problema del dopo.

E se mi allenassi di più?

Cosa succede quando aumentiamo il nostro dispendio energetico aumentando la nostra attività fisica? Considerando l'ubiquità del messaggio, la presa che ha sulle nostre vite e l'elegante semplicità del concetto - bruciare calorie, perdere peso, prevenire le malattie - non sarebbe bello se fosse vero?

Ahimè, credere non lo rende così. Sebbene ci siano molti motivi per fare esercizio regolarmente, perdere peso non è uno di questi.

Le prove dicono che l'obesità si associa alla povertà. Nella maggior parte delle parti moderne del mondo, più le persone sono povere, più è improbabile che siano grasse. Tuttavia, sono i poveri e gli svantaggiati che sudano per vivere con il lavoro fisico. Questo è uno dei motivi per dubitare dell'affermazione che consumare regolarmente una grande quantità di energia ci fa ingrassare.

## Guida alla gestione della fame, durante il digiuno intermittente

Hai fatto le tue ricerche, ascoltato le testimonianze e visto le persone trasformare la loro salute con il digiuno intermittente. Sei convinto. Il digiuno intermittente è una soluzione semplice per migliorare la salute, il benessere e la longevità. Ma aspetta, c'è un problema: **LA FAME.**

Le fasi iniziali del digiuno sono sicuramente le più impegnative come il vostro 'appetito imparato' vi spinge a mangiare. Tuttavia, ci sono molte tecniche che ti aiuteranno a cavalcare l'onda della fame, comodamente.

1.  **Mangia a basso contenuto di carboidrati e ad alto contenuto di grassi**
2.  **Inizia con l'adattamento a basso contenuto di carboidrati e grassi**
3.  **Ridurre lo stress, dormire bene la notte ed evitare l'alcol**
4.  **Rimani idratato**
5.  **Sostituisci gli elettroliti e mangia salato**
6.  **Bere un tè o un caffè.**
7.  **Distraiti**

# Attività fisica per un peso sano

Perché l'attività fisica è importante?

Di quanta attività fisica ho bisogno?

Quante calorie vengono utilizzate nelle attività tipiche?

L'attività fisica regolare è importante per una buona salute.

Quando si perde peso, una maggiore attività fisica aumenta il numero di calorie che il corpo utilizza per produrre energia o "bruciare". La combustione di calorie attraverso l'attività fisica, unita alla riduzione del numero di calorie assunte, crea un "deficit calorico" che si traduce in perdita di peso.

La maggior parte della perdita di peso si verifica a causa del ridotto apporto calorico. Tuttavia, le prove mostrano che l'unico modo per mantenere la perdita di peso è impegnarsi in un'attività fisica regolare.

Ancora più importante, l'attività fisica riduce i rischi di malattie cardiovascolari e diabete oltre a quelli prodotti dalla sola riduzione del peso.

L'attività fisica aiuta anche a:

- Mantenere il peso.

- Ridurre la pressione sanguigna alta.
- Ridurre il rischio di diabete di tipo 2, infarto, ictus e diverse forme di cancro.
- Ridurre il dolore da artrite e la disabilità associata.
- Ridurre il rischio di osteoporosi e cadute.
- Ridurre i sintomi della depressione e dell'ansia.

### Di quanta attività fisica ho bisogno?

Quando si tratta di controllo del peso, le persone variano notevolmente per quanto riguarda l'attività fisica di cui hanno bisogno. Ecco alcune linee guida da seguire:

Per mantenere il tuo peso: lavora fino a 150 minuti di attività aerobica di intensità moderata, 75 minuti di attività aerobica ad intensità vigorosa o un mix equivalente dei due ogni settimana.

Forti prove scientifiche dimostrano che l'attività fisica può aiutarti a mantenere il tuo peso nel tempo. Tuttavia, la quantità esatta di attività fisica necessaria per farlo non è chiara poiché varia notevolmente da persona a persona. È possibile che tu debba fare più dell'equivalente di 150 minuti di attività di intensità moderata a settimana per mantenere il tuo peso.

Per perdere peso e mantenerlo fuori: avrai bisogno di una quantità elevata di attività fisica a meno che non modifichi anche la tua dieta e riduca la quantità di calorie che stai mangiando e bevendo. Raggiungere e mantenere un peso sano richiede sia un'attività fisica regolare che un piano alimentare sano.

*Cosa si intende per intensità moderata e vigorosa?*

**MODERATO**: durante l'attività fisica, se il tuo respiro e la tua frequenza cardiaca sono notevolmente più veloci ma puoi comunque portare avanti una conversazione, probabilmente è moderatamente intensa. Esempi:

- Camminando a passo svelto (15 minuti ).
- Lavori leggeri in giardino (rastrellare / insaccare foglie o utilizzare un tosaerba).
- Spalare la neve leggera.
- Giocando attivamente con i bambini.
- Andare in bicicletta a un ritmo casuale.

**VIGOROSO**: il tuo battito cardiaco è notevolmente aumentato e stai respirando troppo forte e veloce per avere una conversazione, probabilmente è vigorosamente intenso. Esempi:

- Jogging / corsa.
- Nuoto.
- Pattinaggio / pattinaggio in linea a ritmo sostenuto.
- Sci di fondo.
- La maggior parte degli sport competitivi (calcio, basket o calcio).
- Corda per saltare.

*Attività fisica moderata*:

✓ Camminare
✓ Giardinaggio
✓ Ballare
✓ Golf (camminare e trasportare mazze)
✓ Andare in bicicletta

✓ Sollevamento pesi (allenamento leggero)
✓ Stretching

*Attività fisica Vigorosa:*

✓ Corsa / jogging
✓ Andare in bicicletta
✓ Nuoto (giri freestyle lento)
✓ Aerobica
✓ Lavoro pesante (taglio di legno)
✓ Sollevamento pesi (sforzo vigoroso)
✓ Pallacanestro

Le calorie bruciate all'ora saranno maggiori per le persone che pesano più di 70 kg e inferiori per le persone che pesano meno.

# Alimenti per rimanere giovani

Una mela al giorno ...

Capelli grigi, articolazioni doloranti, pelle rugosa. Gli inevitabili segni del tempo. E se potessi ritardare l'insorgenza delle infermità legate all'età? Per essere in grado di sfidare le rapide di acque bianche su una zattera insieme ai tuoi nipoti. O per non dover scambiare il tuo tapis roulant con un deambulatore.

Sembra troppo bello per essere vero? Bene, puoi farlo. Tuttavia, ci vorrà del lavoro. Prolungare la tua vita non significa ingerire un integratore a base di erbe o una vitamina per alcuni mesi. Se vuoi rimanere giovane, devi impegnarti a lungo per mangiare bene. La parola dei ricercatori: spostare l'equilibrio verso cibi più ricchi di nutrienti mentre sei ancora giovane può fare molto per mantenerti più sano più a lungo.

Certo, l'hai già sentito, probabilmente da tua madre quando ti ha esortato a mangiare più verdure e meno fette di pizza ai peperoni. Anche i giovani possono invecchiare prematuramente. In effetti, i ricercatori hanno trovato depositi di colesterolo nelle arterie di adolescenti e giovani adulti.

Gli effetti dell'invecchiamento iniziano prima di quanto si possa pensare. Invecchiamo lungo un continuum, piuttosto che all'improvviso, dice Robert Russell, MD, professore di medicina e nutrizione alla Tufts University di Boston. "Non ti svegli una mattina per accorgerti di essere invecchiato", dice. "I problemi nutrizionali legati all'età che devono affrontare gli anziani - dall'osteoporosi alle malattie cardiache - iniziano nei primi anni dell'adulto".

# Verdure ed ortaggio

### SUGGERIMENTI PER L'AGGIUNTA DI VERDURE VERDI NUTRIENTI A PASTI E SPUNTINI.

#### Verdure sane ogni giorno

Le verdure verdi sono cibi molto nutrienti che sono carichi di vitamine e minerali. Contengono anche altre sostanze chimiche note come fitonutrienti o fitochimici. I fitonutrienti sono sostanze chimiche che non sono essenziali per la nostra sopravvivenza ma si ritiene che siano molto importanti per la nostra salute. È possibile aggiungere verdure ad ogni pasto (e anche alla merenda) seguendo i consigli di questo libro.

I nutrizionisti ci dicono che dovremmo mangiare da tre a cinque porzioni di verdure ogni giorno, soprattutto quelle verdi. Dicono anche che molti di noi non raggiungono questo obiettivo.

Se evitiamo o limitiamo le verdure verdi nella nostra dieta, quasi certamente perdiamo molti importanti benefici per la salute.

È importante l'aggiunta di verdure sane a un pasto. Se richiedono una preparazione lunga o complicata prima di essere mangiati, sarà probabilmente facile dimenticarsene.

Ciò è particolarmente probabile se qualcuno è di fretta o stanco quando sta preparando un pasto. In questo libro descrivo alcuni suggerimenti che uso per "introdurre" le verdure nella mia dieta con uno sforzo minimo.

## Il cavolo di qualsiasi colore è salutare.

I nutrizionisti dicono spesso che dovremmo aggiungere verdure o insalata verde alla nostra dieta. Questi sono cibi sani, ma è anche importante aggiungere verdure verdi che non sembrano frondose e non sono tradizionalmente utilizzate nelle insalate, come broccoli e cavoletti di Bruxelles.

## *Frutta*

## Esiste un "modo giusto" per mangiare la frutta?

**I CONSIGLI DEGLI ESPERTI SU COME E QUANDO FARE IL PIENO DI FRUTTA**

La frutta è un gruppo alimentare incredibilmente sano ricco di vitamine, sostanze nutritive, fibre e acqua. Ma ci sono state alcune affermazioni nutrizionali in circolazione che suggeriscono che la frutta può anche essere dannosa se mangiata insieme ad altri alimenti. La premessa di base è che i frutti ad alto contenuto di zucchero aiutano a fermentare gli altri cibi digeriti a stomaco "pieno", causando gas, indigestione e altri problemi. Mentre è vero che la frutta aiuta ad accelerare la fermentazione in cose come gli antipasti di pane, l'idea che possa farlo in uno stomaco è completamente falsa.

La fermentazione è un processo che richiede che i batteri, alimentati dagli zuccheri, colonizzino il cibo e ne modifichino la composizione (esempi di cibi fermentati includono vino, yogurt e kombucha). Ma gli stomaci, con le loro alte concentrazioni di acido cloridrico, sono ambienti ostili che uccidono i batteri molto prima che siano in grado di colonizzare e riprodursi.

"Uno degli scopi principali dello stomaco è quello di sterilizzare il cibo mescolandolo e agitandolo all'interno dello stomaco"

Un'affermazione simile secondo cui il corpo ha difficoltà a digerire i carboidrati nella frutta in combinazione con altri alimenti non è supportata dalla scienza. "Il corpo produce enzimi digestivi per proteine, grassi e carboidrati e li rilascia insieme dal pancreas", afferma Weisenberger. "Se non potessimo digerire pasti misti, non saremmo nemmeno in grado di digerire la maggior parte degli alimenti poiché la maggior parte degli alimenti è una combinazione di sostanze nutritive. Anche le verdure come i fagiolini e i broccoli sono un mix di carboidrati e proteine".

Inoltre, il gas viene prodotto dal colon, non dallo stomaco. Quindi, mentre la frutta può causare gas in alcune persone, il contenuto del loro stomaco avrà poca rilevanza. Tuttavia, il cibo raggiunge il colon circa 6-10 ore dopo averlo mangiato. Quindi, sebbene la frutta non sia dannosa da mangiare in qualsiasi momento, è vero che passiamo comunque molte ore a digerirla.

In definitiva, la domanda migliore è quanto, piuttosto che quando, dovremmo mangiare cibi salutari come la frutta.

"La preoccupazione non dovrebbe essere, 'Dovrei mangiarlo a stomaco vuoto o con un pasto?' Weisenberger dice: "Piuttosto la preoccupazione dovrebbe essere: 'Come posso mangiare di più di questo gruppo di alimenti che stimolano la salute?'"

# Bacche e frutta secca

### Quali sono i vantaggi dei mirtilli secchi?

I mirtilli secchi danno un buon apporto nutrizionale. Sono a basso contenuto di sodio e calorie, offrono 127 calorie per un quarto di tazza e non contengono colesterolo. Inoltre, questi frutti contengono sostanze nutritive vitali per la salute. Ci sono molti modi per goderti questi dolci dolcetti. Puoi preparare un frullato mescolando mirtilli secchi e una banana con il latte a tua scelta o aggiungendo i mirtilli alla farina d'avena calda.

### Ossa forti e sane

I mirtilli secchi sono ricchi di vitamina K, fornendo circa 23,8 microgrammi di vitamina per un quarto di tazza. Questa quantità equivale al 20-26 percento del valore giornaliero raccomandato per la vitamina K. La vitamina K aiuta a coagulare correttamente il sangue e svolge un ruolo cruciale per la salute delle ossa. Inoltre, la vitamina K aiuta il tuo corpo a usare il calcio per costruire le ossa.

L'evidenza suggerisce che la vitamina K aiuta a ridurre il rischio di fratture ossee, specialmente nelle donne in post-menopausa che sono a rischio di osteoporosi, secondo il Centro medico dell'Università del Maryland.

### Combattere i radicali liberi

Un quarto di tazza di mirtilli secchi contiene circa 9,5 milligrammi di vitamina C, soddisfacendo dall'11 al 13 percento del fabbisogno giornaliero.

Una vitamina idrosolubile, la vitamina C aiuta la crescita delle ossa e la riparazione dei tessuti. Il tuo corpo ha bisogno di vitamina C per curare le ferite, nonché per riparare e mantenere i denti e le ossa.

La vitamina C aiuta anche a costruire il collagene, che è una proteina utilizzata per formare legamenti, pelle, vasi sanguigni, tendini e cartilagine. Il collagene limita gli effetti dannosi dei radicali liberi attraverso la sua attività antiossidante. I radicali liberi sono composti instabili che danneggiano il DNA e possono contribuire a malattie cardiache e cancro.

### Approvato per diabetici di tipo 2

I mirtilli secchi sono una buona fonte di fibre. Un quarto di tazza di mirtilli essiccati fornisce 3 grammi di fibre, soddisfacendo dal 10 al 12 percento del fabbisogno giornaliero di fibre, secondo l'USDA National Nutrient Database Fiber non solo aiuta a mantenere sano il tuo sistema digestivo, ma aiuta a controllare i livelli di zucchero nel sangue in Diabete di tipo 2.

I mirtilli sono un alimento ideale per le diete diabetiche perché sono un frutto a basso contenuto di carboidrati con un basso indice glicemico, il che significa che non è probabile che causino picchi di zucchero nel sangue perché digeriscono più lentamente di molti altri carboidrati.

Diabetes Self-Management afferma che le persone con diabete di tipo 2 hanno migliorato i loro livelli medi di glucosio nel sangue mangiando tre porzioni di mirtilli. Pertanto Driscolls consiglia i mirtilli per i diabetici da gustare come spuntino.

## Alghe

### COSA SONO LE ALGHE E PERCHÉ DOVRESTI MANGIARLE?

Le alghe sono piante contenenti clorofilla prive di steli, radici e foglie e possono fornire alcuni benefici per la salute.

Quando senti la parola alghe, potresti pensare a quella sostanza verde che si deposita sul fondo di una piscina o galleggia sulla cima di uno stagno. Hai ragione, quelle sono alghe, ma c'è anche il tipo di alghe commestibili, che sono ricche di micronutrienti importanti per la nostra salute.

Poiché è così importante ottenere i nutrienti necessari dagli alimenti coltivati in natura – e a volte questi alimenti possono creare confusione - analizziamo tutto ciò che devi sapere su questa pianta, le alghe, i benefici del consumo e dove trovarlo e come usarlo. Prima di tutto, cosa sono le alghe?

### Cosa sono le alghe?

Le microalghe, di cui parliamo oggi, sono minuscole piante fotosintetiche, che contengono clorofilla, la sostanza che conferisce loro il loro colore verde intenso. Prendono l'energia dal sole e la convertono in zuccheri e proteine essenziali per il corpo (e la pianta stessa), e puoi trovarli sia in ambienti d'acqua dolce che salata.

Anche se alcune alghe possono essere tossiche, ci stiamo concentrando sul tipo commestibile che puoi aggiungere agli alimenti o mescolare nelle insalate. Alcune forme comuni di cui potresti aver sentito parlare prima di includere la spirulina e la clorella, entrambe disponibili sia in polvere che in compresse. Un'altra alga commestibile popolare è la nori, che vedrai nelle cucine asiatiche, in particolare le alghe avvolte intorno ai rotoli di sushi.

### *Quali sono i benefici per la salute delle alghe?*

Solo un cucchiaio di spirulina o clorella (alghe blu-verdi) fornisce quattro grammi di proteine, insieme a una buona dose di calcio, ferro, magnesio e potassio. Riceverai anche vitamine del gruppo B e vitamina A (beta-carotene), insieme a grassi essenziali. Secondo la ricerca, è anche difficile raggiungere un livello tossico di spirulina, rendendola una buona scelta da aggiungere agli alimenti o assumere da sola come integratore se in forma di pillola.

Tutte queste vitamine e minerali aiutano a dare energia al tuo corpo e lo aiutano a funzionare in modo più efficiente, dalla protezione del tuo sistema immunitario alla lotta contro le malattie.

La ricerca mostra anche che le alghe sono ricche di potenti antiossidanti che possono fornire alcuni benefici anti-cancro. Inoltre, la scienza suggerisce che l'elevato contenuto di fibre in una dose di alghe potrebbe aiutare a controllare il peso e più specificamente a combattere l'obesità diminuendo la digestione dei grassi. Per completare il tutto, le microalghe contengono carotenoidi (un tipo di antiossidante) chiamati zeaxantina e luteina, che supportano entrambi la salute degli occhi e del cervello, insieme alla prevenzione delle malattie.

# Salmone selvaggio e pesce azzurro

Il pesce azzurro è uno degli alimenti più salutari, poiché il suo grande apporto di omega 3 è uno dei suoi maggiori benefici e un plus per la nostra salute. Come abbiamo già accennato in più di un'occasione, includere il pesce nella nostra dieta è essenziale per una buona salute. Non sorprende che il pesce sia uno degli alimenti essenziali, per i tanti benefici che apporta al nostro organismo.

È uno degli alimenti più nutrienti e sani che esistano, poiché il pesce è una delle principali fonti di acidi grassi polinsaturi.

All'interno di questa categoria i più noti sono gli omega-3, grassi che hanno un effetto positivo sulla prevenzione delle malattie cardiovascolari in quanto aiutano a ridurre la pressione sanguigna, aumentare il colesterolo buono e ridurre il colesterolo cattivo e i trigliceridi.

### Tipi di pesce azzurro

Prima di sottolineare i diversi tipi di pesce azzurro, vediamo quali caratteristiche dividono le varietà di pesce in due gruppi: blu e bianco. Sebbene i limiti non siano ben definiti, (essenzialmente perché il contenuto di grassi può variare in base a determinati fattori) sono fondamentalmente classificati in base a criteri nutrizionali.

Nello specifico, il pesce azzurro è quello che solitamente proviene da acque profonde ed è caratterizzato da un maggior contenuto di lipidi nelle sue carni.

Il pesce azzurro contiene una percentuale di grasso intramuscolare che supera il 5%.

Al contrario, il pesce bianco o magro contiene solo il 2% circa. Inoltre, esiste anche un pesce semigrasso di classe intermedia, come il branzino o l'orata, che contiene tra il 2% e il 5% circa di grassi.

All'interno del gruppo pesce azzurro possiamo trovare le seguenti varietà:

✓ Tonno
✓ Acciughe o acciughe
✓ Sardina
✓ Sgombro
✓ Salmone
✓ Aringa
✓ Trota
✓ Anguilla
✓ Pesce spada
✓ Rombo

*Benefici del pesce azzurro*

Principalmente, questo tipo di pesce si distingue per il suo grande apporto di acidi grassi omega-3, ma vediamo più da vicino quali benefici il pesce azzurro apporta alla nostra salute:

## Omega 3, fonte di salute

Il pesce azzurro è ricco di questo tipo di grasso sano, essendo un elemento fondamentale per prevenire i disturbi cerebrovascolari.

**Aiuta a ridurre il colesterolo**

Il pesce azzurro ci aiuta ad abbassare il colesterolo cattivo e ad aumentare il colesterolo buono.

**Fonte minerale**

Il pesce azzurro è un ottimo apporto di vitamine e minerali come calcio, iodio, ferro, potassio o fosforo.

**Elevato apporto di calcio**

Il pesce azzurro contiene anche vitamine liposolubili che aiutano a preservare ossa forti.

## Legumi

*Cosa sono i legumi?*

I legumi sono un tipo di verdura. Se ti piacciono i fagioli o i piselli, li hai già mangiati prima. Ma ci sono circa 16.000 tipi coltivati in tutto il mondo in diverse dimensioni, forme, colori e trame. Puoi mangiare fagiolini e taccole nei loro baccelli, freschi di vite. Con altri tipi, le parti commestibili sono i semi - o legumi - all'interno dei baccelli. I legumi possono essere preparati in molti modi: in scatola, cotti, essiccati, congelati interi, macinati nella farina o divisi. I legumi provengono dalle Fabaceae, chiamate anche Leguminosae, famiglia di piante. È difficile dire da dove hanno iniziato.

Tutte le principali culture coltivavano un qualche tipo di legume. In Asia, i fagioli rossi adzuki vengono schiacciati in una pasta per fare i dolci. I fagioli neri sono popolari in Messico e Brasile. E troverai i fagioli cannellini bianchi in molti piatti italiani.

Alcuni legumi comuni e buoni per te:

Ceci

Arachidi

Fagioli neri

Piselli verdi

Fagioli di Lima

Fagioli rossi

Grandi fagioli del Nord

Fagioli borlotti

Semi di soia

Lenticchie

*Nutrizione dei legumi*

I valori nutrizionali per i legumi dipendono dal tipo. Ad esempio, mezza tazza (86 grammi) di fagioli neri cotti (bolliti senza sale) ha:

114 calorie

7,6 grammi di proteine

20 grammi di carboidrati

0,5 grammi di grasso

0 milligrammi di colesterolo

7,5 grammi di fibra

1,8 milligrammi di ferro

128 microgrammi di folato o acido folico

23 milligrammi di calcio

305 milligrammi di potassio

60 milligrammi di magnesio

I legumi sono ricchi di benefici per la salute. Hanno un contenuto molto basso di grassi, non hanno colesterolo e hanno la stessa quantità di calcio di un bicchiere di latte. Loro hanno anche:

Lisina, un amminoacido essenziale

Potenti antiossidanti chiamati polifenoli

Amido resistente, che (insieme all'alto contenuto di fibre) aiuta a mantenere bassi i livelli di zucchero nel sangue

## Le spezie, il thè verde ed il miele

### SPEZIE ED ERBE AROMATICHE CHE POSSONO AIUTARTI A RIMANERE IN SALUTE

Erbe e spezie rendono il cibo più gustoso mentre aumentano la tua salute. Dovresti cucinare regolarmente con erbe e spezie e, se possibile, usarne diverse alla volta.

Le erbe, come il basilico, sono le foglie di una pianta, mentre le spezie, come, sono solitamente ottenute dai semi, dalle bacche, dalla corteccia o dalle radici di una pianta. Entrambi sono usati per aromatizzare il cibo, ma la ricerca mostra che sono pieni zeppi di composti sani e possono avere benefici per la salute. Erbe e spezie combattono e riducono i danni alle cellule del corpo. Questo perché ognuno è ricco di sostanze vegetali salutari.

L'aggiunta di erbe e spezie alla vostra dieta ha un altro vantaggio: Perché tutto è più saporito, e rende più facile diminuire l'utilizzo di quelli meno sani come il sale.

I composti di erbe e spezie, così come gli altri cibi che mangi, lavorano insieme per fornire benefici per la salute. Non sappiamo se si ottiene lo stesso risultato prendendo un singolo ingrediente come integratore.

*Le migliori erbe per la tua salute*

Se sei nuovo nella cucina con erbe e spezie, consiglio di provare un pizzico alla volta per capire quali ingredienti e combinazioni di sapori ti piacciono.

Ecco alcuni suggerimenti da aggiungere al tuo prossimo pasto:

**Cardamomo.** Questa spezia dolce e pungente è presente in molte miscele di spezie di zucca. E' noto per lenire, e gli studi di laboratorio mostrano che può anche aiutare a combattere. Un altro vantaggio? Di tutte le spezie, il cardamomo è particolarmente ricco di minerali come e zinco.

**Chili**. I peperoncini freschi, secchi o in polvere daranno una spinta al tuo cibo. Possono anche aumentare il tuo e aiutare a mantenere sani i vasi. Una possibile ragione è il composto che le rende piccanti.

**Cannella**. La cannella è ottima perché è dolce ma a bassissimo contenuto calorico e senza zucchero. Inoltre, è facile da trovare e non costoso, e puoi aggiungerla a quasi tutto.

Studi di laboratorio dimostrano che la cannella può anche aiutare con l'infiammazione, respingere i radicali liberi che possono danneggiare le cellule e combattere i batteri.

**Cacao**. Potresti pensare al cacao come ingrediente chiave, ma è una spezia con molti vantaggi per la salute. La fava di cacao è piena zeppa di flavonoidi. I flavonoidi sembrano svolgere un ruolo e aiutano a mantenere in salute le coronarie, tra le altre cose.

**Cumino**. Usato in tutto il mondo e conosciuto come ingrediente chiave in molti piatti indiani, il cumino è naturalmente ricco di ferro. Può anche svolgere un ruolo nella perdita di peso. Uno studio su 88 donne ha scoperto che coloro che hanno mangiato un po' meno di un cucchiaino di cumino al giorno durante una dieta ipocalorica hanno perso più grasso corporeo e come quelli della stessa dieta che non hanno aggiunto cumino.

**Aglio**. Questa pianta ha un potente composto chiamato allicina. Studi di laboratorio hanno dimostrato che potrebbe ridurre le tue possibilità di ottenerlo. E altre ricerche mostrano che mangiare aglio regolarmente può aiutare, ma per ottenere i benefici, devi tagliare o schiacciare lo spicchio: l'allicina si forma solo dopo che le cellule dell'aglio sono state tagliate o schiacciate.

Sì, lo **zenzero** può davvero aiutare con il mal di stomaco. Ha un effetto calmante sul rivestimento del tuo stomaco e può anche alleviare la nausea.

Studi di laboratorio dimostrano anche che lo zenzero ha proprietà antinfiammatorie e antiossidanti.

**Rosmarino**. Un'erba ultra profumata, il rosmarino è ricco di antiossidanti che prevengono il danno cellulare. Anche annusarlo potrebbe farti bene. Uno studio ha rilevato che le persone che hanno utilizzato del rosmarino hanno ottenuto risultati migliori nei test di memoria e altri compiti mentali, rispetto a quelli che non lo hanno fatto. I ricercatori pensano che uno dei suoi composti, chiamato 1,8-cineolo, possa aumentare l'attività.

**Curcuma**. Questa spezia gialla riceve molto clamore e per una buona ragione. È una buona fonte di curcumina, un antiossidante che allevia l'infiammazione. La ricerca suggerisce che la curcumina può aiutare ad alleviare. E altre ricerche mostrano che mangiare regolarmente anche piccole quantità di curcuma può aiutare a prevenire o rallentare il morbo di Alzheimer, possibilmente aiutando a prevenire le placche cerebrali che portano a questa malattia.

## *Tè verde*

Il tè verde gode di un ben meritato alone di salute. Una delle bevande più salutari del pianeta, le foglie di tè verde possono essere immerse per preparare il tè o sorseggiate intere (sotto forma di polvere di matcha). Sia le foglie che il tè stesso possono anche essere incorporati nella cottura. Ecco un riepilogo di 10 benefici del tè verde, oltre a semplici modi per includere questa pianta meravigliosa nella tua routine quotidiana.

*Il tè verde trabocca di antiossidanti*

*Il tè verde sostiene la salute del cervello*

*Il tè verde può supportare la gestione del peso*

*Il tè verde protegge dal cancro*

*Il tè verde supporta l'immunità*

*Il tè verde supporta la densità ossea*

*Il tè verde aiuta a bilanciare lo zucchero nel sangue e prevenire il diabete*

*Il tè verde sostiene la salute del cuore*

*Il tè verde protegge la pelle dall'invecchiamento*

*Il tè verde è legato alla longevità*

### COME AGGIUNGERE IL TÈ VERDE AL CIBO

Pensa oltre la bevanda. Oltre a sorseggiare il tè verde, puoi usarlo come liquido in frullati, farina d'avena o avena per la notte, o per cuocere a vapore verdure o riso integrale. Il tè verde in infusione o il matcha in polvere possono anche essere incorporati in zuppe, stufati, salse e marinate.

Il matcha è un'ottima aggiunta a curry, hummus, palline energetiche, frittelle senza glutine, nella frutta congelata, budino e prodotti da forno. Diventa creativo e goditi i vantaggi!

# Miele

Il miele ha fatto notizia di recente che è superiore ai soliti rimedi per migliorare i sintomi di infezione del tratto respiratorio superiore.

Ma questa non è la prima volta che il miele ha generato un brusio serio, nessun gioco di parole. Spesso indicato come oro liquido, diversi studi hanno dimostrato che il miele possiede importanti benefici per la salute.

È eccitante, dal momento che il miele è completamente naturale, prontamente disponibile e relativamente conveniente per la maggior parte delle famiglie. Ecco uno sguardo alla ricerca sui poteri di protezione della salute del miele, su come acquistare le migliori varietà e sui modi per incorporare questo dolcificante in pasti, snack e bevande.

*Il miele può aiutare a trattare le infezioni del tratto respiratorio superiore*

In un nuovo libro sulla rivista BMJ Evidence-Based Medicine, i ricercatori dell'Università di Oxford hanno esaminato 14 studi pubblicati in precedenza relativi all'efficacia del miele per il sollievo dei sintomi dell'URI. Hanno scoperto che rispetto ai trattamenti usuali (come farmaci da banco e antibiotici), il miele ha migliorato sia la frequenza che la gravità della tosse, e può servire come alternativa economica agli antibiotici.

*Come selezionare il miele migliore*

Le sostanze chimiche protettive naturali nel miele dipendono in gran parte da dove e come viene prodotto. Sono stati riconosciuti oltre 300 tipi di miele, che variano in base ai numerosi nettari raccolti dalle api. In uno studio recente su 90 campioni, il miele di grano saraceno ha dimostrato di avere la più forte attività antiossidante. E in generale, i mieli scuri hanno mostrato una migliore attività antiossidante rispetto alle varietà leggere, ad eccezione del miele di verga d'oro, che si è classificato in alto.

Tuttavia, è importante notare che non tutti i mieli vengono prodotti allo stesso modo. Alle api vengono talvolta somministrati antibiotici per curare malattie batteriche nell'alveare. Possono anche essere usati preventivamente, per mantenere le api sane durante la corsa all'impollinazione primaverile, o dosi basse come promotori della crescita. Tale uso è ora in qualche modo limitato nel tentativo di combattere lo sviluppo di batteri resistenti agli antibiotici. Dare antibiotici alle api sorprende molti consumatori; la ricerca mostra che nei campioni di miele sono stati trovati residui di antibiotici, pesticidi ed erbicidi.

Il modo migliore per conoscere la composizione del tuo miele e come è stato gestito è parlare con l'apicoltore, ad esempio al mercato del tuo contadino locale. Se ciò non è possibile, leggi sempre gli ingredienti per assicurarti che il miele sia puro e non sia stato tagliato con altri additivi.

Inoltre, il miele etichettato crudo, che non è stato sottoposto a riscaldamento, lavorazione o filtrazione, può trattenere i composti più naturali. Se il tuo miele grezzo si cristallizza, scalda una pentola d'acqua a fuoco medio-basso, rimuovi dal fornello, metti il barattolo di miele nell'acqua calda e mescola finché i cristalli non si dissolvono.

Puoi anche cercare miele grezzo certificato biologico. Ciò significa che il miele soddisfa standard simili al bestiame biologico, comprese le restrizioni sull'uso e l'esposizione ai prodotti chimici.

Una nota: il miele di qualsiasi tipo non dovrebbe mai essere somministrato a bambini di età inferiore ai 12 mesi, a causa del rischio di spore di Clostridium botulinum, che possono moltiplicarsi nel sistema digerente immaturo di un bambino e causare gravi malattie.

# Lo yogurt greco

Gli italiani attenti alla salute hanno a lungo pubblicizzato i benefici dello yogurt. Pochi cibi contengono così tanti nutrienti sani in porzioni così piccole come lo yogurt greco. Una ciotola di yogurt greco può apportarti nutrienti essenziali e persino aiutarti a perdere peso. Lo yogurt greco viene prodotto separando il siero di latte liquido. Ciò si traduce in una consistenza più densa con meno carboidrati e zuccheri e più proteine rispetto allo yogurt normale.

### 1. Il potere delle proteine

Le proteine sono essenziali per una buona salute. È vitale per la crescita cellulare, la costruzione muscolare e la riparazione dei tessuti. Invecchiando, hai bisogno di più proteine per mantenere la tua pelle sana e per combattere le malattie.

Lo yogurt greco è un ottimo modo per aumentare i livelli di proteine evitando cibi pesanti come la carne. Prendilo a colazione e aggiungi una manciata di noci e mirtilli. Usalo come sostituto della panna acida sopra il peperoncino o le patate al forno.

### 2. I probiotici ti mantengono regolare

Lo yogurt greco è ricco di probiotici. Questi sono microrganismi come batteri e lieviti. Questi normalmente vivono nel tuo intestino e avere buoni microrganismi nel tuo intestino ti aiuta a mantenerti in salute, dice Shane Griffin, un nutrizionista certificato e fondatore di Whole Life Balance. "Senza un sano equilibrio di batteri buoni dai probiotici, troppi batteri cattivi possono accumularsi e causare danni al nostro sistema immunitario", afferma Griffin.

I probiotici sono ottimi per il sistema digestivo e particolarmente utili per le persone che soffrono di condizioni come la sindrome dell'intestino irritabile, aggiunge.

### 3. Prendi la tua vitamina B12!

La vitamina B12 è necessaria per l'energia e per una sana funzione cerebrale e lo yogurt greco ne è pieno. "Molti scelgono di integrare la vitamina B12 nella loro dieta, ma lo yogurt greco offre un'alternativa potente e naturale", afferma Griffin. I vegetariani sono spesso carenti di vitamina B12 perché generalmente si trova nella carne, quindi lo yogurt greco è un ottimo modo senza carne per aggiungere di più alla tua dieta.

### 4. Il potassio bilancia il sodio

La maggior parte degli americani ha troppo sodio nella propria dieta. Non solo lo yogurt greco è povero di sodio, ma è anche ricco di potassio: cosa ha a che fare l'uno con l'altro? "Pensa a questo scenario come se fosse un'altalena", consiglia Griffin. "Ci deve essere un giusto equilibrio tra sodio e potassio nel corpo e lo yogurt greco può aiutarti a mantenere le proporzioni corrette."

### 5. Un alimento di recupero di allenamento

Lo yogurt greco può essere un piacere sano e soddisfacente dopo un duro allenamento. Non solo ti guiderà fino al tuo prossimo pasto, ma in realtà contiene proteine che possono riparare i danni causati dall'esercizio. "Lo yogurt greco è ricco di aminoacidi che costituiscono le proteine e le proteine sono i mattoni per la rigenerazione del tessuto muscolare e la riparazione dei danni alle fibre", spiega Griffin. Aggiungi una banana o dei frutti di bosco per uno spuntino post allenamento ricco di sostanze nutritive.

### 6. Lo iodio tiene sotto controllo la vita

Lo yogurt greco è pieno zeppo di iodio. Lo iodio è importante per una corretta funzione tiroidea e la tiroide è essenziale per un metabolismo sano. "Le persone oggi tendono ad essere carenti di iodio, il che può causare seri problemi, comprese rapide fluttuazioni di peso", dice Griffin. "Per le persone con problemi di peso, aumentare i livelli di iodio nella loro dieta aumenta l'attività della tiroide e a sua volta aumenta il loro metabolismo promuovendo la perdita di peso."

### 7. Il calcio è la chiave per mantenersi in forma

Un altro vantaggio dello yogurt greco che è fondamentale sia per la perdita di peso che per la tua salute generale è il suo alto contenuto di calcio. Il calcio è stato collegato alla regolazione della produzione di cortisolo del corpo, dice Griffin. "Livelli elevati dell'ormone cortisolo possono indurre il corpo a immagazzinare grasso, inibendo la perdita di peso o altri obiettivi di salute". "Incorporando più calcio nella tua dieta, puoi limitare parzialmente la produzione di grasso nel corpo."

### 8. Il fattore di viscosità

Anche se lo yogurt greco è più denso dello yogurt normale, e quindi non così "viscido", alcune persone ancora non si preoccupano della consistenza. Un modo per aggirare il problema è incorporare lo yogurt in un frullato. In alternativa, puoi usarlo come condimento su altri cibi. "Usalo come sostituto della panna acida sopra il peperoncino o le patate al forno", suggerisce Rumsey. Puoi anche preparare i tuoi ghiaccioli a casa congelando lo yogurt greco con frutta fresca.

# Uova

Ci sono stati innumerevoli dibattiti sull'impatto sulla salute del consumo regolare di uova. Mentre la ricerca ha dimostrato che il consumo del prodotto alimentare per la colazione può portare a un aumento della perdita di peso, recenti evidenze dimostrano che mangiare tre uova a settimana può aumentare il rischio di mortalità precoce.

## Le uova fanno bene alla salute del cuore?

C'è stato un dibattito in corso sull'impatto del consumo regolare di uova sul sistema cardiovascolare. Attualmente, esiste una letteratura contrastante relativa alla relazione tra consumo di uova, colesterolo e prevalenza della malattia coronarica (CHD).

Sulla base di uno studio del 2017, c'era un consenso sul fatto che le uova fossero sicure per il cuore. Ciò era in linea con le indicazioni delle Dietary Guidelines for America, che hanno notato che il legame tra malattie cardiovascolari e colesterolo alimentare era minimo.

Le linee guida si basavano sul fatto che l'associazione tra colesterolo derivato dalle uova e altri prodotti alimentari contenenti colesterolo "cattivo" e CHD era considerata meno significativo rispetto all'impatto ben supportato dei grassi saturi sul colesterolo delle lipoproteine a bassa densità - un rischio chiave fattore di aterosclerosi.

Un singolo uovo grande contiene circa 186 milligrammi di colesterolo. Significa che coloro che mangiano in media tre uova grandi durante un pasto consumerebbero circa 558 milligrammi di colesterolo.

Lo studio ha seguito oltre 29.000 partecipanti per 17 anni. Durante la ricerca, sono stati registrati 5400 eventi cardiovascolari, di cui 113 decessi causati da malattie cardiache, 1897 casi di malattie cardiache e 1302 casi di ictus. Seimila centotrentadue dei partecipanti sono morti per altre cause non cardiovascolari.

L'analisi dei dati ha rivelato che il consumo di 300 milligrammi in più di colesterolo al giorno era collegato a un aumento del 3,2% del rischio di sviluppare malattie cardiache oltre a un aumento del 4,4% del rischio di morire precocemente per qualsiasi causa.

# IL TUO OBIETTIVO DI 21 GIORNI

Riempi mentalmente lo spazio vuoto ->

Voglio perdere _____ chili in 21 giorni.

Una stima approssimativa va bene se non ne hai idea. Puoi perdere 20 chili o più in 21 giorni se segui il piano seguente.

La mia scelta di 21 giorni è intenzionale. Molte persone si sabotano ponendosi obiettivi troppo lontani nel futuro. Una scadenza di 21 giorni è abbastanza stretta da motivarti, fornendo però un tempo sufficiente per ottenere una sostanziale perdita di peso.

Una volta raggiunto il traguardo di 21 giorni, puoi valutare i tuoi progressi e passare alla fase di mantenimento o impostare un altro obiettivo di 21 giorni e andare avanti.

Assicurati di avere una bilancia da bagno per monitorare la tua perdita di peso. Peserai il giorno 1, il giorno 14 e il giorno 21.

### Saltare la colazione

Per accelerare il processo di perdita di peso, salto la colazione e mangio tutti i miei pasti e spuntini tra mezzogiorno e le 20:00. Questo è noto come digiuno intermittente o strategia 16: 8 (digiuno per 16 ore, mangia tutti i pasti in una finestra di 8 ore). Puoi bere acqua in qualsiasi momento. Tutte le altre bevande dovrebbero essere consumate tra mezzogiorno e le 20:00.

Se mangi o bevi a tarda notte, rimanda indietro il pranzo il giorno successivo per compensare.

Quindi, se mangi uno spuntino di mezzanotte, non pranzare fino alle 16:00 del giorno successivo e cerca di spremere la cena prima delle 20:00 per tornare nei tempi previsti.

Sarai tentato di ignorare la mia raccomandazione di saltare la colazione. I professionisti del marketing sono riusciti a convincere la maggior parte delle persone che è il pasto più importante della giornata. Riconsidera questo esperimento di 21 giorni:

- ✓ Perderai peso più velocemente.
- ✓ Inizierai ad allontanarti dal mangiare insensato / non necessario.
- ✓ Sarai più produttivo.

Saltando la colazione, ho riprogrammato il mio cervello per aspettare il cibo solo dopo aver svolto il lavoro fisico o produttivo necessario per guadagnarlo. Anche nei giorni in cui faccio un allenamento intenso al mattino, non mangio fino a mezzogiorno e sto bene.

Nei giorni di svago, come i fine settimana o le vacanze, resisto a mangiare il più a lungo possibile ma non mi ossessiona.

Un consiglio per aiutarti a gestire il potenziale disagio sociale dei tuoi nuovi orari dei pasti: prendi l'iniziativa proponendo gite per pranzo e cena. Sarai sorpreso di quanto spesso amici e parenti stiano benissimo con il pranzo alle 2p o la cena alle 6p.

Saranno entusiasti che tu abbia preso l'iniziativa.

**Mangia carne e verdure**

Questa è la parte più impattante della dieta. Se lo fai bene, vinci.

I carboidrati e lo zucchero mi fanno ingrassare quindi non li mangio. La carne e le verdure forniscono tutte le calorie e i nutrienti di cui ho bisogno, quindi è quello che mangio. Uso salse e spezie a basso contenuto di carboidrati per mantenere i pasti saporiti e indulgenti in modo che non diventino follemente noiosi. Per eliminare le voglie, cucino le versioni a basso contenuto di carboidrati.

I miei snack preferiti a basso contenuto di carboidrati sono:

Sottaceti

Olive nere

Mandorle

Carne di manzo essiccata

Cioccolato fondente 85% + cacao (è permesso ma sono allergica...)

Evito pane, riso, pasta, patatine, prodotti da forno, patate, frutta e tutti i dolcetti zuccherini.

Ecco il mio elenco di alimenti approvati a cui puoi fare riferimento per creare i tuoi pasti.

Una cosa che dovrei notare. Se stai mangiando principalmente carne e verdure, devi mangiare molti grassi per ottenere abbastanza calorie. In pratica, questo significa che non dovresti drenare il grasso dalle tue carni macinate né dovresti rinunciare ai burri, oli e salse: usa MOLTO.

Faccio la pianificazione dei pasti e la spesa nei fine settimana e cerco di cucinare qualcosa la domenica sera, quindi ho a disposizione almeno un pasto sano per iniziare la settimana.

La mia strategia generale per la preparazione dei pasti è mantenerla semplice. Quattro volte a settimana preparo qualcosa di veloce, come 5 ingredienti saltati in padella e il gioco è fatto. Di tanto in tanto, preparo qualcosa che richiede più tempo come una pizza con verdure.

Se hai una voglia opprimente o hai bisogno di una giornata di sfogo, esegui la minima quantità di imbrogli necessaria per soddisfare la voglia, quindi torna subito sul carro. Non affonderà la tua dieta poiché ho integrato dei buffer per compensare gli imbrogli.

Nel corso della dieta di 21 giorni, probabilmente avrò 2-3 giorni pieni e altre 5-10 occasioni casuali in cui mangio qualcosa che non è a basso contenuto di carboidrati.

### Non bere calorie

Sopravvivi sull'acqua e sull'acqua frizzante. Sono una maniaca dell'acqua frizzante. Ne bevo fino a 5 litri al giorno. Puoi bere tè e caffè senza zucchero, ma non lo faccio perché la caffeina mi rende una dormiente irregolare.

Non bere latte, bibite, bevande energetiche, frullati o succhi di frutta. Tutti sono carichi di zucchero e carboidrati. Non bere nemmeno bibite dietetiche: i dolcificanti artificiali inducono il tuo corpo a pensare che lo zucchero stia arrivando, aumentano i livelli di insulina e ti spostano dal bruciare i grassi alla conservazione dei grassi.

L'alcol non è permesso, ma probabilmente berrai comunque (lo faccio anche io), quindi discutiamo.

Quando sono decisa di perdere peso, limiterò il mio consumo di alcol con ogni mezzo possibile: arrivare tardi alle feste, saltare le uscite sociali, astenermi dalle bevande durante i pasti, bere molto lentamente, ecc. Sono più selettiva nell'organizzare feste perché gli snack e gli alcolici rimanenti potrebbero indugiare dopo che la folla si è allontanata.

La tequila con acqua frizzante e lime è una gustosa bevanda a basso contenuto di carboidrati, ma ho smesso di berla perché causano blackout e gravi postumi di una sbornia. Ora bevo birra leggera e accetto i carboidrati extra. Cerca di limitare il tuo consumo di alcol alle uscite sociali (parola chiave "uscite" che significa non bere a casa) e imponiti un limite di 3 bicchieri.

### Avvisa la tua cerchia ristretta

La tua famiglia, i tuoi compagni di stanza e i tuoi stretti collaboratori sono le persone che hanno maggiori probabilità di rovinare la tua dieta, quindi avvisali dei tuoi piani. Conoscerai il tono corretto in base alla relazione, ma ecco uno script di posta elettronica di esempio che puoi utilizzare:

Ehilà!

Sto sperimentando un nuovo approccio alimentare per le prossime 3 settimane. Eliminare tutti gli zuccheri / carboidrati tutti i giorni. Apprezzerei davvero il tuo supporto non offrendomi dolcetti ricchi di zuccheri o carboidrati per i prossimi 21 giorni. Sarà già abbastanza difficile, così com'è! Lavoro da casa, quindi è abbastanza facile.

Ti prego di non tentarmi con cibi ad alto contenuto di carboidrati (come i biscotti) e ti chiedo di essere comprensiva se salto bevande o dessert quando usciamo a mangiare.

### Sbarazzati del cibo cattivo a casa tua

È meglio farlo prima di iniziare la dieta. Mangia tutte le cose cattive o sbarazzartene. Tutto ciò che non è nell'elenco di cibi e bevande approvati deve essere eliminato.

Odio sprecare cibo, quindi cerco di mangiare tutti i cibi cattivi prima di iniziare la dieta. Quell'abbuffata in genere crea una sensazione di disgusto che mi fa passare i primi giorni della dieta senza voglie. Puoi donare il cibo o buttarlo via.

Avere compagni di stanza rende questo passo più difficile, soprattutto se non sono i tipi di supporto. Immagino che la maggior parte non ti lascerà buttare via tutto il loro cibo. Considera l'idea di procurarti un armadietto per il cibo per bloccare i loro cibi cattivi in modo da non poterli raggiungere.

Una volta che la tua dispensa e il tuo frigorifero sono privi di tentazioni, scatta qualche foto e taggali con #skinnypants su Instagram. Sei pronto per iniziare la dieta di 21 giorni.

### Misura i tuoi progressi

Il primo giorno scatta una foto che mostri il tuo viso, lo stomaco, le braccia e le gambe. Pesati e inserisci i dati.

Ogni giorno annota cosa hai mangiato e come ti sei sentito. Prendi nota di quali parti della dieta sono facili rispetto a quali sono difficili. Utilizzerai queste informazioni in seguito.

Pesati di nuovo il giorno 14. Ti consiglio di aspettare 2 settimane per il tuo primo peso perché è più facile per la psiche. Alcune persone si pesano ogni giorno e questo causa frustrazione perché la perdita di peso non è lineare. Puoi passare 5 giorni senza perdere peso e poi perdere 5 chili in un giorno - questo si chiama whooshing.

Il giorno 21, esegui il peso finale e scatta di nuovo la foto che hai scattato il giorno 1. Rivedi la tua immagine dei progressi e rispondi alle seguenti domande:

*Quanto peso hai perso?*

*Riesci a vedere una differenza?*

*Come ti senti mentalmente e fisicamente?*

Quante diete in più di 21 giorni ci vorranno per raggiungere il tuo peso ideale?

Ci sono componenti di questa dieta che puoi adottare a lungo termine?

Per me personalmente, i risultati di questa dieta sono stati abbastanza potenti da consentirmi di adottarla come programma alimentare quotidiano.

*Pensieri conclusivi*

Gli estremi di questa dieta non saranno necessari una volta raggiunto il peso ideale. È intenzionalmente aggressivo per assicurarti di perdere peso. Più ti avvicini a soddisfare i miei consigli, più peso perderai, ma non devi essere perfetto per perdere peso. I passaggi chiave sono:

*Saltare colazione*

*Mangia carne e verdure*

*Non bere calorie*

Prendi nota delle cose che sono più facili da attuare poiché quelle abitudini faranno parte del tuo piano di mantenimento a lungo termine una volta raggiunto il tuo peso ideale.

# Piano alimentare per 21 giorni

## IL METODO 16/8

Ricorda, la componente chiave qui è il periodo di 16 ore dal tuo ultimo pasto del giorno fino al tuo primo pasto il giorno successivo:

| Giorni | 20 - 12 | Pasto 1 | Pasto 2 |
|--------|---------|---------|---------|
| 1 | digiuno | Cavolo e pancetta | Zuppa di tagliatelle e zucchine |
| 2 | digiuno | Zuppa di tagliatelle e zucchine | Pizza |
| 3 | digiuno | Asparagi e gamberetti | Zuppa di zucca |
| 4 | digiuno | Zuppa di zucca | Peperoni al pesto di tofu |
| 5 | digiuno | Pollo con broccoli | Broccoli all'aglio |
| 6 | digiuno | Broccoli in padella all'aglio | Gamberoni |
| 7 | digiuno | Pollo al limone | Pomodori e parmigiano |
| 8 | digiuno | Pomodori e parmigiano | Insalata di pollo |
| 9 | digiuno | Filetto di manzo | Zuppa di pomodoro |
| 10 | digiuno | Spaghetti alla zucca | Filetti di salmone alle erbe |
| 11 | digiuno | Filetti di salmone alle erbe | Finocchi e pepe |

| 12 | digiuno | Cavolo verde e pancetta | Spinaci in padella con parmigiano |
|----|---------|-------------------------|-----------------------------------|
| 13 | digiuno | Spinaci in padella con parmigiano | Asparagi al formaggio (galbanino o parmigiano) |
| 14 | digiuno | Asparagi al formaggio (galbanino o parmigiano) | Petto di pollo alla piastra |
| 15 | digiuno | Petto di pollo alla piastra | Carote glassate con buro |
| 16 | digiuno | Pollo con curry | Polpettone |
| 17 | digiuno | Polpettone | Peperoni al pesto |
| 18 | digiuno | Minestrone e tagliatelle | Cavoletti di Bruxelles |
| 19 | digiuno | Maiale al limone e aglio | Pizza |
| 20 | digiuno | Insalata di pollo | Cavolo verde e pancetta |
| 21 | digiuno | Carote glassate al burro | Frittata di funghi all'aglio |

# IL METODO 5:2

Con questo metodo consumi solo 500-600 calorie in due giorni non consecutivi della settimana, ma mangi normalmente gli altri 5 giorni.

| Giorni | Collazione | Pranzo | Cena |
|--------|-----------|--------|------|
| 1 | Panna cotta al caffe | Carote glassate al burro | Pizza |
| 2 | Digiuno | Pizza | Spaghetti di zucchine |
| 3 | Frittata con panna fresca e fragole | Spaghetti di zucchine | Filetto di salmone alle erbe |
| 4 | Prosciutto e asparagi | Filetto di salmone alle erbe | Insalata di finocchi piccanti |
| 5 | Digiuno | Fettine di vitello | Zuppa di pomodoro |
| 6 | Mirtilli e yogurt | Zuppa di pomodoro | Zucchine |
| 7 | Ananas | Agnello al forno | Pomodori e parmigiano |
| 8 | Digiuno | Maiale al limone e aglio | Gamberoni |
| 9 | Banana | Peperoni al pesto | Polpettone |
| 10 | Ananas glassato speziato con cannella | Pollo al limone | Peperoni ripieni |

| 11 | Biscotti alla ciliegia e mandorle | Pomodori e parmigiano | Cavolo e pancetta |
| 12 | Digiuno | Cavolo e pancetta | Broccoli all'aglio |
| 13 | Frullato al cocco con lamponi | Pollo e broccoli | Asparagi al formaggio |
| 14 | Torta di lamponi | Petto di pollo | Filetti di salmone |
| 15 | Biscotti alle arachidi | Insalata di finocchi piccante | Orata al forno |
| 16 | Digiuno | Spinaci con parmigiano | Polpettine di branzino |
| 17 | Yogurt croccante alla banana | Asparagi e formaggio | Zuppa di gallinella |
| 18 | Yogurt e mirtilli | Uova e peperoni turchi in padella | Biancostato di vitello |
| 19 | Digiuno | Avocado e ricotta Toast | Fettine di vitello |
| 20 | Muffin alle spezie e mandorle | Curcuma tofu scramble | Insalatona con noci e uvetta |
| 21 | Brownies leggeri | Cialde greche di ceci | Tacos di tacchino |

## IL METODO EAT-STOP-EAT

Si tratta di digiunare per 24 ore, una o due volte a settimana.

| Giorni | Collazione | Pranzo | Cena |
|--------|------------|--------|------|
| 1 | Mele e noci | Polpettone | Peperone ripieno |
| 2 | Digiuno | Digiuno | Digiuno |
| 3 | Biscotti con semi di girasole | Spinaci e parmigiano | Asparagi al formaggio al forno |
| 4 | Digiuno | Digiuno | Digiuno |
| 5 | Biscotti con ciliegie e mandorle | Pollo al limone | Pomodori e parmigiano |
| 6 | Digiuno | Digiuno | Digiuno |
| 7 | Spinaci e parmigiano | Maiale al forno al limone e aglio | Insalatona con petto di pollo |
| 8 | Ananas | Bistecca in padella | Minestrone leggero |
| 9 | Digiuno | Digiuno | Digiuno |
| 10 | Frittata con panna fresca e fragole | Pollo al curry | Cavolini di Bruxelles |
| 11 | Digiuno | Digiuno | Digiuno |
| 12 | Panna cotta al caffè | Pollo con broccoli | Insalatona con noci, uvetta |
| 13 | Digiuno | Digiuno | Digiuno |
| 14 | Asparagi al burro e salvia | Cavolo e pancetta | Zucchine |
| 15 | Banana | Uova e peperoni turchi in padella | Broccoli all'aglio |

| 16 | Digiuno | Digiuno | Digiuno |
|---|---|---|---|
| 17 | Frittata alle zucchine | Pollo al limone | Asparagi al burro e salvia |
| 18 | Digiuno | Digiuno | Digiuno |
| 19 | Patate dolci | Maiale al limone e aglio | Bistecca |
| 20 | Digiuno | Digiuno | Digiuno |
| 21 | Yogurt croccante alla banana | Cialde greche di ceci | Insalatona al pollo |

# Ricette per il digiuno intermittente – ANTIPASTO

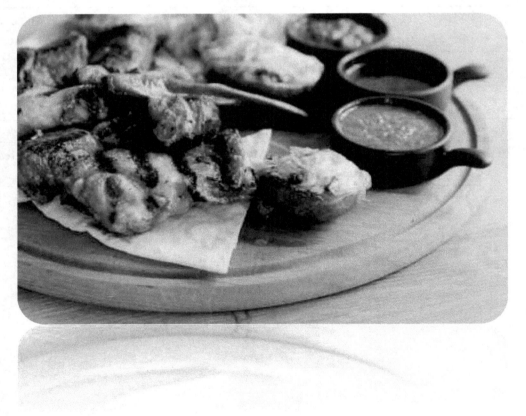

## Insalata di pollo

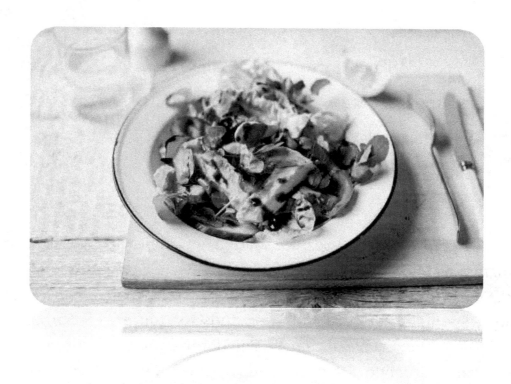

Una splendida insalata di pollo che può essere servita calda o fredda, perfetta per un antipasto veloce e salutare. Come parte di una dieta intermittente, 1 porzione fornisce 2 delle 6 porzioni di verdura giornaliere. Questo pasto fornisce 205 kcal per porzione.

Tempo di preparazione: meno di 30 min.

Tempo di cottura: Da 10 a 30 min.

Per 2 persone

*Ingredienti:*

2 piccoli petti di pollo, disossati, spellati e tagliati a metà

olio di olive

1 arancia grande o peperone rosso, privato dei semi e tagliato a pezzi

1 piccola lattuga, foglie separate

50 g di crescione, senza i gambi duri

2 pomodori medi maturi, tagliati a pezzetti

⅓ cetriolo, a fette

1 cucchiaino di aceto balsamico denso

½ limone piccolo, solo succo

sale marino e pepe nero appena macinato

*Metodo:* Condire i pezzi di pollo su entrambi i lati con sale e pepe. Spruzzare in una grande padella antiaderente l'olio e metterla a fuoco alto. Cuocere i pezzi di pollo per tre minuti su ciascun lato o fino a quando sono leggermente dorati e cotti. Trasferisci su un piatto. Spruzzare la padella con un po' di olio e cuocere il peperone per tre minuti su ciascun lato o fino a quando è leggermente dorato e inizia ad ammorbidirsi. Disporre le foglie di lattuga, il crescione, i pomodori, il cetriolo e il pepe su due piatti. Affettare i petti di pollo e cospargerli di insalata. Condire con l'aceto balsamico e spremere il succo di limone. Condite con pepe nero e servite.

*Suggerimenti per le ricette:* Se vuoi servire la tua insalata fredda, lascia raffreddare completamente il pollo e i peperoni prima di aggiungerli. Copri e lascia raffreddare. Condite con l'aceto balsamico e il succo di limone poco prima di servire.

# Frittata di funghi all'aglio

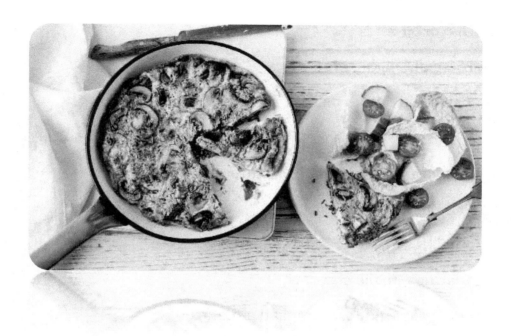

Aglio e funghi conferiscono un sapore eccezionale a questa frittata ipocalorica e facile da preparare. Servire con insalata per un antipasto semplice e delizioso.

Nell'ambito di una dieta intermittente, 1 porzione fornisce 3 delle 6 porzioni di verdura giornaliere. Questo pasto fornisce 243 kcal, 14 g di proteine, 3,5 g di carboidrati (di cui 3 g di zuccheri), 14 g di grassi (di cui 4 g di saturi), 2,5 g di fibre e 0,6 g di sale per porzione.

Tempo di preparazione - meno di 30 min.

Tempo di cottura - Da 10 a 30 min.

Per 2 persone

Dietetico – Vegetariano

*Ingredienti*

Olio di olive

250 g di funghi, affettati

1 spicchio d'aglio piccolo, schiacciato

1 cucchiaio di erba cipollina fresca tagliata a fettine sottili

4 uova grandi ruspanti, sbattute

Pepe nero appena macinato

<u>PER L'INSALATA</u>

1 lattuga, foglie separate

100 g di pomodorini, tagliati a metà

1/3 di cetriolo, tagliato a pezzi

*Metodo*

Spruzzare una piccola padella resistente al fuoco con olio e metterla a fuoco alto. (La base della padella non dovrebbe essere più larga di circa 18 cm.) Soffriggere i funghi in tre parti per 2-3 minuti o finché non si saranno ammorbiditi e leggermente dorati. Versare i funghi cotti in un setaccio sopra una ciotola per raccogliere i succhi - non vuoi che i funghi diventino mollicci. Rimettere tutti i funghi nella padella e incorporare l'aglio, l'erba cipollina e un pizzico di pepe nero macinato. Cuocere per un altro minuto, quindi ridurre la fiamma al minimo.

Versa le uova sui funghi. Cuocere per cinque minuti o fino a quando non si è quasi impostato.

Spegni il fuoco per 3-4 minuti o finché non si solidifica.

Unisci gli ingredienti dell'insalata in una ciotola.

Togliete dalla padella allentando i lati della frittata con un coltello a lama tonda, giratela su una spianatoia e tagliatela a spicchi. Servire caldo o freddo con l'insalata.

*Suggerimenti per le ricette*

Assicurati di usare una padella antiaderente piccola, così la tua frittata sarà bella e spessa.

# Salmone al limone grigliato

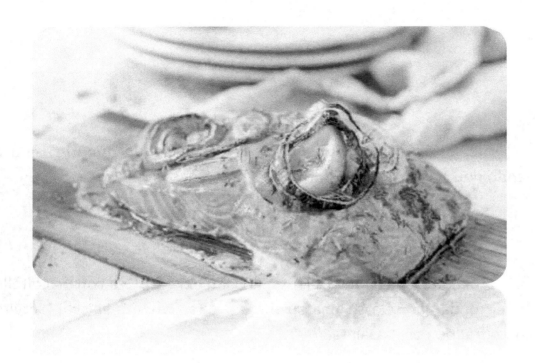

PRONTO IN: 27 minuti

PORZIONI: 4

*Ingredienti*

2 cucchiaini di aneto fresco

1⁄2 cucchiaino di pepe

1⁄2 cucchiaino di sale

1⁄2 cucchiaino di aglio in polvere

4 filetti di salmone

1⁄4 tazza di zucchero di canna confezionato

1 cubetto di brodo di pollo, mescolato con

3 cucchiai d'acqua

3 cucchiai di olio

3 cucchiai di salsa di soia

4 cucchiai di cipolle verdi tritate finemente

1 limone, tagliato a fettine sottili

2 cipolle a fette, separate in anelli

*Indicazioni*

Cospargere aneto, pepe, sale e aglio in polvere sul salmone. Mettere in una padella di vetro poco profonda. Mescolare lo zucchero, il brodo di pollo, l'olio, la salsa di soia e le cipolle verdi.

Versare sopra il salmone. Coprire e raffreddare per 1 ora, girare una volta.

Scolare e scartare la marinata.

Mettere sulla griglia a fuoco medio, mettere sopra limone e cipolla.

Coprite e cuocete per 15 minuti o finché il pesce non sarà cotto.

## Quesadillas di avocado

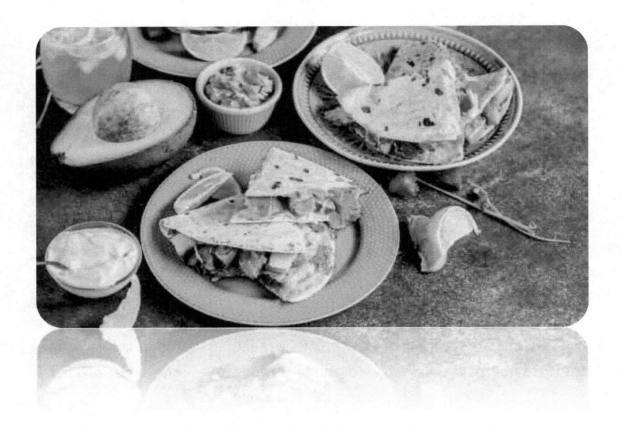

PRONTO IN: 31 minuti

PORZIONI: 2

*Ingredienti*

2 pomodori maturi, privati dei semi e tagliati a pezzettini

1 avocado maturo, sbucciato, snocciolato e tagliato a pezzi da 1/4 di cm

1 cucchiaio di cipolla rossa tritata

2 cucchiaini di succo di limone fresco

1/4 cucchiaino di salsa Tabasco

sale e pepe

1/4 tazza di panna acida

3 cucchiai di coriandolo fresco tritato

24 tortillas di farina

1/2 cucchiaino di olio vegetale

1 1/3 tazze di formaggio grattugiato

*INDICAZIONI*

In una piccola ciotola, mescolare insieme i pomodori, l'avocado, la cipolla, il succo di limone e il Tabasco.

Aggiustare di sale e pepe.

In un'altra piccola ciotola, mescolare insieme panna acida, coriandolo, sale e pepe a piacere.

Mettere le tortillas su una teglia e spennellare le parti superiori con olio.

Grigliare le tortillas fino a quando non diventano dorate.

Cospargere le tortillas in modo uniforme con il formaggio e cuocere alla griglia finché il formaggio non si è sciolto.

Distribuire uniformemente la miscela di avocado su 2 tortillas e guarnire ciascuna con 1 delle rimanenti tortillas, con il lato del formaggio rivolto verso il basso per ottenere 2 quesadillas.

Trasferire le quesadillas su un tagliere e tagliarle in 4 spicchi.

Ricopri ogni fetta con una cucchiaiata di miscela di panna acida e servi calda.

# Insalata di pollo con formaggio cheddar

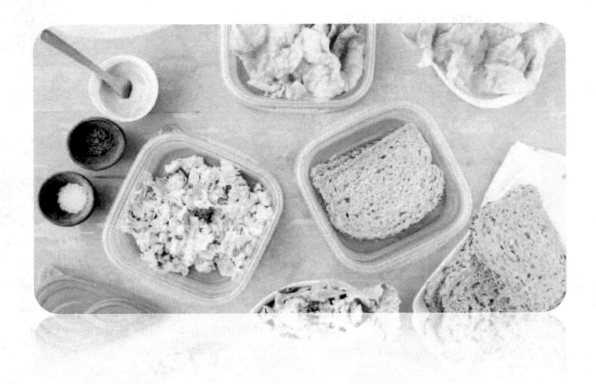

PRONTO IN: 35 minuti

PORZIONI: 1-2

*Ingredienti*

1 petto di pollo disossato senza pelle, tagliato a cubetti

1 sedano, tritato finemente

1 carota, tagliata a nastri

1⁄2 tazza di spinaci baby, tritati grossolanamente

2 1⁄2 cucchiai di maionese senza grassi

2 cucchiai di panna acida senza grassi

1 cucchiaino di prezzemolo essiccato

2 cucchiaini di senape

1⁄4 tazza di formaggio cheddar piccante a ridotto contenuto di grassi, sminuzzato

*Indicazioni*

Cuocere il petto di pollo per pochi minuti al vapore.

Mescolare tutti gli ingredienti in una ciotola in modo che tutto sia ben ricoperto con la miscela di maionese.

Lascia raffreddare in frigo per almeno 30 minuti ma potresti farlo la sera prima.

Servire.

## Insalatona Top

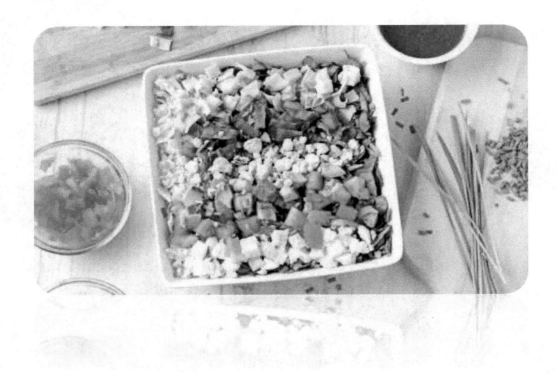

**PRONTO IN: 30 minuti**

**PORZIONI: 2**

*Ingredienti*

1⁄2 lattuga iceberg

1⁄2 mazzo di crescione

1 mazzetto di cicoria

1⁄2 lattuga romana

2 pomodori medi, privati della pelle e dei semi

1⁄2 kg petto di tacchino affumicato

6 fette di pancetta croccante

1 avocado, tagliato a metà, privato dei semi e sbucciato

3 uova sode

2 cucchiai di erba cipollina tritata finemente

1/2 tazza di formaggio, sbriciolato

*Condire:*

2 cucchiai d'acqua

1/8 cucchiaino di zucchero

3/4 cucchiaino di sale

1/2 cucchiaino di salsa allo yogurt

2 cucchiai di aceto balsamico (o aceto di vino rosso)

1 cucchiaio di succo di limone fresco

1/2 cucchiaino di pepe nero macinato fresco

1/8 cucchiaino di senape

2 cucchiai di olio d'oliva

2 spicchi d'aglio, tritati finissimi

# Tacos di pesce

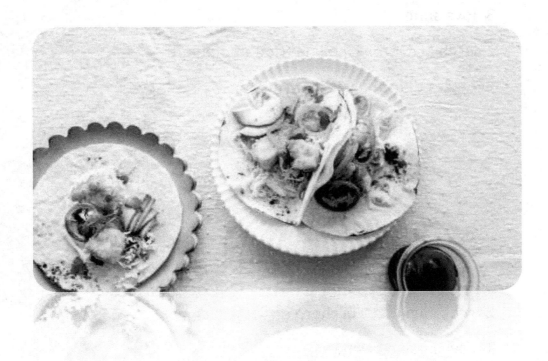

PRONTO IN: 50 minuti

Porzioni: 8 piccoli tacos

*Ingredienti*

400 grammi di tofu vellutato

2 tazze di pangrattato

1⁄2 tazza di farina 00

1⁄2 cucchiaino di sale

1 cucchiaino di paprika affumicata

1⁄2 cucchiaino di pepe di cayenna

1 cucchiaino di cumino macinato

1/2 tazza di latte vegetale

olio vegetale, per friggere

1/4 cavolo, tritato finemente

1 avocado maturo

8 piccole tortillas

maionese vegana, per servire

**CIPOLLA**

1 cipolla rossa, sbucciata, affettata finemente

1/4 tazza di aceto di mele

1 cucchiaio di zucchero

1 cucchiaino di sale

*INDICAZIONI*

Picchietta il tofu con dei pezzetti di carta da cucina per rimuovere l'umidità in eccesso. Usa un coltello per rompere il tofu in pezzi ruvidi da 1 cm: mi piace che siano imperfetti, non cubetti, sembrano più belli!

Metti il pangrattato in una ciotola larga e poco profonda.

Mettere la farina, il sale, la paprika affumicata, il pepe di Caienna e il cumino in un'altra ciotola larga e poco profonda e mescolare.

Metti il latte in una terza ciotola larga e poco profonda.

Prendere i pezzi di tofu e passarli delicatamente nella farina, nel latte, nel pangrattato e su una teglia da forno.

Riempi una padella profonda con 1/2 cm di olio vegetale. Mettere a fuoco medio e lasciare che l'olio si scaldi, cospargere con pangrattato e se inizia a bollire e rosolare, l'olio è abbastanza caldo. Aggiungere pezzi di tofu impanati all'olio e friggere fino a doratura sotto, quindi girare e cuocere in modo che sia dorato dappertutto. Trasferire su una teglia rivestita con carta da cucina per scolare. Ripeti con il tofu rimanente.

*Per la cipolla in salamoia:*

Riscaldare l'aceto, sale e lo zucchero in un pentolino fino a quando inizia la cottura. Mettere la cipolla rossa tagliata finemente in una ciotola o in un barattolo e versa sopra l'aceto caldo. Lasciate riposare per almeno 30 minuti per ammorbidire e diventare rosa.

Servire il tofu fritto caldo in tortillas riscaldate (io le faccio scaldare sul fornello acceso), cipolla sott'aceto, un po' di maionese vegana, un po' di avocado e cavolo tritato.

# Tofu Chermoula e verdure arrosto

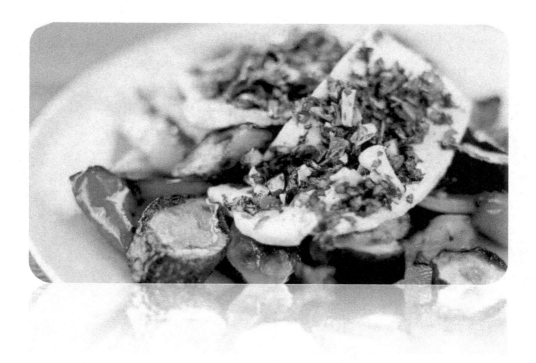

Il tofu assorbe meravigliosamente i sapori della chermoula in questo piatto. Servire con verdure arrosto per un abbondante pasto vegetariano.

Come parte di una dieta intermittente, 1 porzione fornisce 2 delle 6 porzioni di verdura giornaliere. Questo pasto fornisce 182 kcal per porzione.

Tempo di preparazione - meno di 30 min.

Tempo di cottura - Da 30 minuti a 1 ora

Per 4 persone

Dietetico – Vegetariano

*Ingredienti*

**Per il chermoula tofu**

25 g di coriandolo, tritato finemente

3 spicchi d'aglio, tritati

1 cucchiaino di semi di cumino, leggermente schiacciati

1 limone, scorza finemente grattugiata

½ cucchiaino di peperoncini essiccati tritati

1 cucchiaio di olio d'oliva

250 g di tofu

**Per le verdure arrosto**

2 cipolle rosse, tagliate in quarti

2 zucchine, tagliate a fette spesse

2 peperoni rossi, privati dei semi e affettati

2 peperoni gialli, privati dei semi e affettati

1 melanzana piccola, tagliata a fette spesse

pizzico di sale

*Metodo*

Preriscaldare il forno a 200 ° C

Per la chermoula, mescolare il coriandolo, l'aglio, il cumino, la scorza di limone e i peperoncini insieme all'olio e un po' di sale in una piccola ciotola.

Asciugare il tofu su carta da cucina e tagliarlo a metà. Tagliate ciascuna metà orizzontalmente a fettine sottili. Distribuire generosamente la chermoula sulle fette.

Spargere le verdure in una teglia e irrorare con olio. Cuocere per circa 45 minuti, fino a quando saranno leggermente dorati, girando gli ingredienti una o due volte durante la cottura.

Disporre le fette di tofu sulle verdure, con il lato spalmato con la chermoula in alto, e infornare per altri 10-15 minuti, o finché il tofu non sarà leggermente colorato.

Dividete il tofu e le verdure in quattro piatti e servite.

# Porridge alla cannella con pera grattugiata

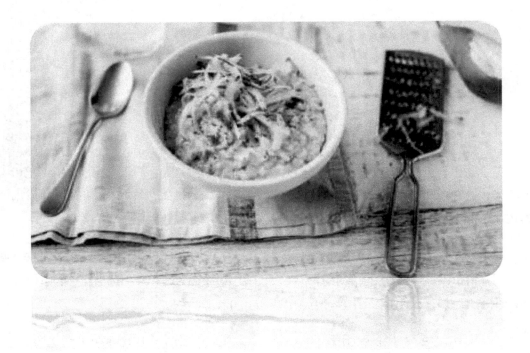

Questo porridge è fatto con acqua e latte scremato per mantenere basse le calorie. Un po' di cannella in polvere lo rende più dolce senza aggiungere calorie ed è guarnito con una succosa pera grattugiata.

Come parte di una dieta intermittente, 1 porzione fornisce metà porzione delle tue 6 porzioni di verdura giornaliere, 1 delle tue porzioni di latticini e 219 kcal.

Tempo di preparazione - meno di 30 min.

Tempo di cottura - meno di 10 min.

Per 2 persone

Dietetico – Vegetariano

*Ingredienti*

60 g di avena porridge

¼ di cucchiaino di cannella in polvere, più un po' da spolverare

300ml di latte parzialmente scremato

1 pera media matura

1 fetta di limone

*Metodo*

Mettere l'avena e la cannella in una casseruola antiaderente con il latte e cuocere a fuoco medio-basso per 4-5 minuti, mescolando continuamente fino a quando non sarà ricco e cremoso. Versare in due ciotole profonde.

Grattugiate grossolanamente la pera e mettetela sopra il porridge. Spremi il succo di limone e spolvera con un pizzico di cannella in polvere.

# Verdure con rouille di peperoni rossi

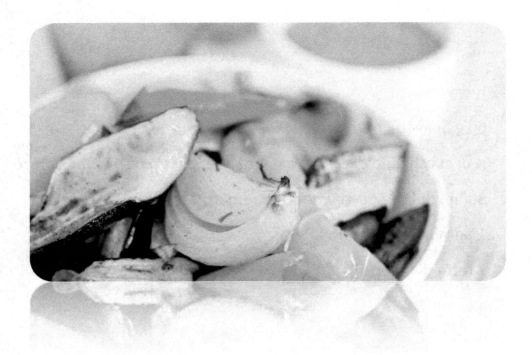

Le verdure arrosto non devono essere noiose, insaporite con lo zafferano e servite con una rouille affumicata di peperoni rossi per creare un gustoso antipasto vegetariano.

Per questa ricetta avrai bisogno di un frullatore o di un robot da cucina. Come parte di una dieta intermittente, 1 porzione fornisce 2 delle 6 porzioni di verdura giornaliere. Questo pasto fornisce 142 kcal per porzione.

Tempo di preparazione - Da 30 minuti a 1 ora

Tempo di cottura - Da 30 minuti a 1 ora

Per 6 persone

Dietetico – Vegetariano

*Ingredienti*

4 cucchiai di olio d'oliva

2-3 spicchi d'aglio, tritati finemente

3 grossi pizzichi di zafferano

3 peperoni rossi e arancioni misti, privati dei semi, e ciascuno tagliato in 6 strisce

3 zucchine, circa 100 g ciascuna, tagliate a pezzi da 2,5 cm

2 cipolle, tagliate a spicchi

sale e pepe nero appena macinato

*Per la rouille*

4 pomodorini, circa 250 g in totale

1 peperone rosso, privato dei semi e tagliato in quarti

1 spicchio d'aglio tritato finemente

grande pizzico di paprika affumicata macinata

1 cucchiaio di olio d'oliva

*Metodo*

Preriscaldare il forno a 200 ° C

Mettere l'olio per le verdure in un grande sacchetto di plastica con l'aglio, lo zafferano e un po' di sale e pepe. Aggiungere le verdure, afferrare il bordo superiore della busta per sigillare e mescolare. Mettere da parte per almeno 30 minuti. Nel frattempo per la rouille mettere i pomodori e il pepe in una piccola teglia. Cospargere con l'aglio, la paprika affumicata un po' di sale e pepe. Quindi irrorare con l'olio e cuocere per 15 minuti. Lasciar raffreddare.

Pelare le bucce dei pomodori e del pepe. Frullare la polpa in un frullatore o in un robot da cucina con i succhi della teglia fino a che diventa liscio. Versare in una ciotola da portata e mettere da parte, tenere al caldo. Versare le verdure allo zafferano in una grande teglia e cuocere in forno per 15-20 minuti, girandole una volta, fino alla doratura desiderata.

Distribuire le verdure su piatti individuali e servire con cucchiaiate di rouille.

# Ricette per il digiuno intermittente – PRANZO

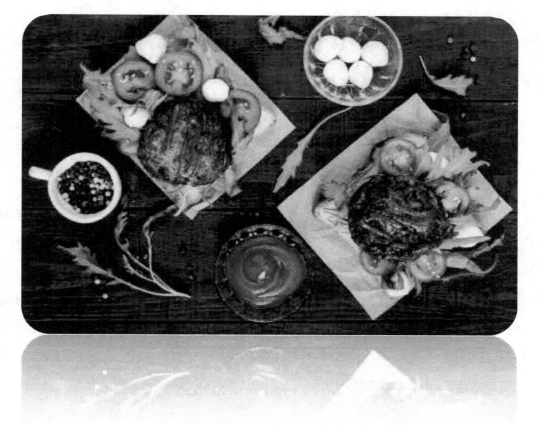

# Caponata ratatouille

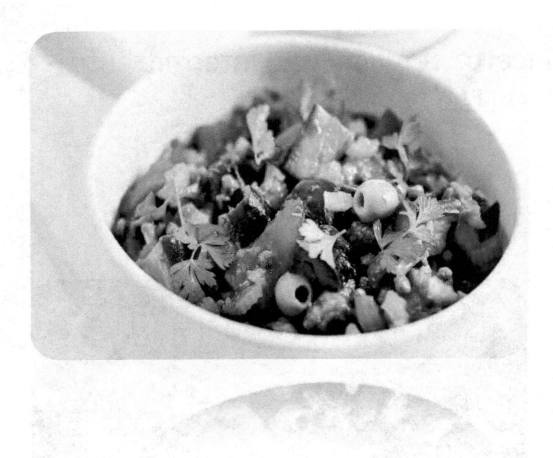

Ratatouille è uno stufato di verdure meravigliosamente caldo originario della Provenza. Perfetto sia per i vegetariani che per i mangiatori di carne.

Come parte di una dieta intermittente, 1 porzione fornisce: Il tuo cibo salato quotidiano 2 delle tue 6 porzioni di verdure giornaliere, Questo pasto fornisce 90 kcal per porzione.

Tempo di preparazione - meno di 30 min.

Tempo di cottura - Da 30 minuti a 1 ora

Per 6 persone

Dietetico – Vegetariano

*Ingredienti*

1 cucchiaio di olio d'oliva

750g di melanzane, tagliate a pezzi da 1 cm

1 cipolla grande, tagliata a pezzi da 1 cm

3 coste di sedano, tritate grossolanamente

2 pomodori di manzo grandi, pelati e privati dei semi

1 cucchiaino di timo tritato

¼-½ cucchiaino di pepe di Caienna

2 cucchiai di capperi, scolati

una manciata di olive verdi snocciolate

4 cucchiai di aceto di vino bianco

1 cucchiaio di zucchero

1-2 cucchiai di cacao in polvere (facoltativo)

Pepe nero appena macinato

*Per guarnire*

mandorle tritate, tostate

prezzemolo tritato

*Metodo*

Scaldare l'olio in una padella antiaderente fino a quando sarà molto caldo, aggiungere le melanzane e friggerle per circa 15 minuti, o fino a quando saranno molto morbide. Aggiungere un po' d'acqua bollente per evitare che si attacchi se necessario.

Nel frattempo mettete la cipolla e il sedano in una pentola capiente con un po' d'acqua. Cuocere per 5 minuti o finché sono teneri ma ancora sodi.

Aggiungere i pomodori, il timo, il pepe di Cayenna e le melanzane nella casseruola. Cuocere per 15 minuti, mescolando di tanto in tanto. Aggiungere i capperi, le olive, l'aceto, lo zucchero e il cacao in polvere e cuocere per 2-3 minuti.

Condire con pepe nero appena macinato. Dividete in 6 ciotole, guarnite con le mandorle tostate e il prezzemolo e servite.

*Suggerimenti per le ricette*

Se non ti piacciono le melanzane puoi usare le zucchine. Basta aggiungere le zucchine contemporaneamente ai pomodori.

# Merluzzo al peperoncino e coriandolo

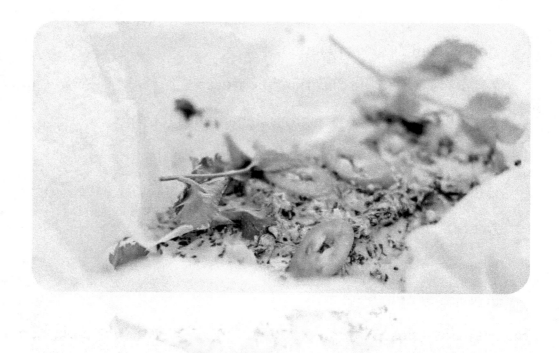

Il pesce al forno è un ottimo modo per ridurre le calorie. Dai una grinta extra al pesce con peperoncino e coriandolo.

Per questa ricetta avrai bisogno di un frullatore o di un robot da cucina. Come parte di una dieta intermittente, 1 porzione fornisce 1 delle tue 6 porzioni di verdura giornaliere e 148 calorie.

Tempo di preparazione - 1-2 ore

Tempo di cottura - Da 10 a 30 min.

Per 1 persona

*Ingredienti*

125 g di filetto di merluzzo

2 cucchiaini di succo di limone

1 cucchiaio di foglie di coriandolo fresco

1 spicchio d'aglio, tritato grossolanamente

1 peperoncino verde, privato dei semi e tritato

¼ di cucchiaino di zucchero

2 cucchiaini di yogurt naturale

*Metodo*

Preriscaldare il forno a 180 ° C

Mettere il pesce in una pirofila non metallica e spolverare con il succo di limone. Coprite e lasciate marinare in frigo per 15-20 minuti.

Mettere il coriandolo, l'aglio e il peperoncino in un robot da cucina o in un frullatore e frullare finché il composto non forma una pasta. Aggiungere lo zucchero e lo yogurt e frullare brevemente.

Adagia il pesce su un foglio di carta stagnola. Ricoprire il pesce su entrambi i lati con la pasta. Raccogli la pellicola senza stringere e capovolgila in alto per sigillare. Rimettere in frigo per almeno 1 ora.

Posizionare il pacchetto su una teglia e infornare per circa 15 minuti, o fino a quando il pesce è appena cotto. Servire con la taccola.

# Polpette con tagliatelle di zucchine

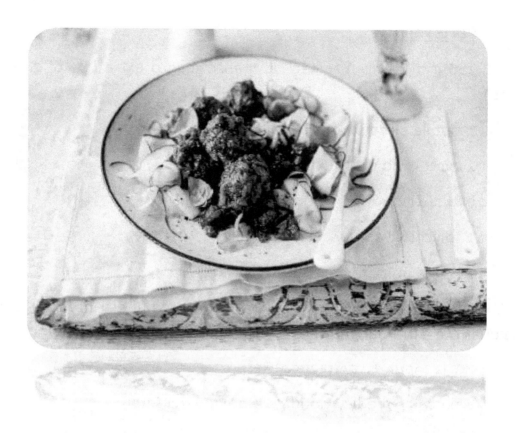

Questo gustoso piatto di polpette ha un tocco salutare utilizzando le zucchine invece della pasta, un modo semplice per ridurre le calorie.

Come parte di una dieta intermittente, 1 porzione fornisce 3 delle 6 porzioni di verdura giornaliere. Questo pasto fornisce 219 kcal per porzione.

Tempo di preparazione - meno di 30 min.

Tempo di cottura - Da 10 a 30 min.

Per 2 persone

*Ingredienti*

**PER LE POLPETTE**

250 g di carne macinata di manzo magro extra (5% di grassi o meno)

1 cipolla piccola, tritata molto finemente

1 cucchiaino di erbe miste essiccate

olio di olive

1 spicchio d'aglio, schiacciato

227 g di pomodori a pezzetti

2 cucchiai colmi di foglie di basilico fresco finemente tritate, più una quantità extra per guarnire

**PER LE TAGLIATELLE ALLE ZUCCHINE**

2 zucchine medie, mondate e private dei semi

sale marino e pepe nero appena macinato

*Metodo*

Mettere la carne di manzo, metà della cipolla, metà delle erbe aromatiche e un pizzico di sale e pepe in una ciotola e mescolare bene. Formare 10 palline.

Spruzzare una padella antiaderente media con un filo d'olio e cuocere le polpette per 5-7 minuti, girandole di tanto in tanto fino a doratura su tutti i lati. Trasferisci su un piatto.

Per la salsa, mettere la cipolla rimasta nella stessa padella e cuocere a fuoco basso per tre minuti, mescolando. Aggiungere l'aglio e cuocere per pochi secondi.

Incorporare i pomodori, 300 ml di acqua, le rimanenti erbe aromatiche e il basilico sminuzzato. Portate a ebollizione mescolando. Rimettere le polpette nella padella, abbassare la fiamma e cuocere per 20 minuti, mescolando di tanto in tanto fino a quando la salsa è densa e le polpette sono cotte dappertutto.

Nel frattempo, riempire a metà una padella media con acqua e portare a ebollizione. Usa un pelapatate per pelare le zucchine a listarelle. Cuocere le zucchine nell'acqua bollente per un minuto poi scolarle.

Dividete le zucchine in due piatti e guarnite con le polpette e la salsa. Guarnire con foglie di basilico.

# Spezzatino di agnello e flageolet

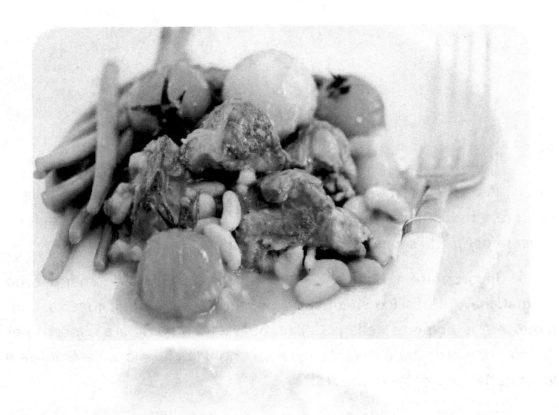

Questo è uno stufato caldo perfetto per riempirti in una giornata fredda. Non lasciarti scoraggiare dal lungo tempo di cottura, questa è un pranzo facile da una pentola che ti ricompenserà per la tua pazienza.

Come parte di una dieta intermittente, 1 porzione fornisce: - il tuo cibo salato quotidiano - 3 delle tue 6 porzioni di verdura giornaliere, Questo pasto fornisce 288 kcal per porzione.

Tempo di preparazione - meno di 30 min.

Tempo di cottura - 1-2 ore

Per 4 persone

*Ingredienti*

1 cucchiaino di olio d'oliva

350g di agnello magro, a cubetti

16 cipolle sott'aceto

1 spicchio d'aglio, schiacciato

600ml di brodo di agnello (fatto con brodo liquido concentrato)

200 g di pomodori tritati

2 barattoli da 400 g di fagioli, scolati e sciacquati

320 g di fagiolini

250 g di pomodorini

Pepe nero appena macinato

*Metodo*

Scaldare l'olio in una casseruola o una casseruola ignifuga, aggiungere l'agnello e soffriggere per 3-4 minuti fino a doratura. Rimuovere l'agnello dalla casseruola e mettere da parte.

Aggiungere le cipolle e l'aglio nella padella e soffriggere per 4-5 minuti o fino a quando le cipolle iniziano a dorarsi.

Rimetti l'agnello e l'eventuale sugo nella padella. Aggiungere il brodo, i pomodori, il bouquet di garni e i fagioli. Portare a ebollizione mescolando, quindi coprire e cuocere a fuoco lento per 1 ora, o fino a quando l'agnello è appena tenero.

Nel frattempo, portate a ebollizione una pentola d'acqua e sbollentate i fagiolini. Mettere in una ciotola di acqua ghiacciata.

Aggiungere i pomodorini allo spezzatino e condire bene con pepe nero macinato fresco. Continua a cuocere a fuoco lento per 10 minuti.

Dividete lo spezzatino in quattro piatti, adagiate i fagiolini accanto e servite.

# Uova in camicia con pancetta e pomodori

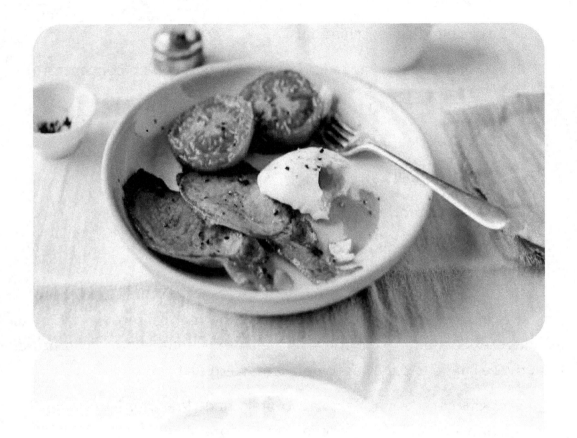

Un'ottima alternativa alla tradizionale frittura a basso contenuto calorico ma ricca di sapore. Le uova in camicia sono un ottimo modo per rendere il pranzo un po' più leggero e sorprendentemente facile da cucinare.

Come parte di una dieta intermittente, 1 porzione fornisce: Il tuo cibo salato quotidiano 1 delle tue 6 porzioni di verdura giornaliere, Questo pasto fornisce 212 kcal per porzione.

Tempo di preparazione - meno di 30 min.

Tempo di cottura - meno di 10 min.

Per 2 persone

*Ingredienti*

2 pomodori grandi maturi, tagliati a metà

4 fette di pancetta affumicata, rimosso tutto il grasso visibile

2 uova ruspanti medie

Pepe nero macinato

*Metodo*

Preriscalda il grill alla temperatura più alta. Mettere i pomodori su una griglia su una padella rivestita di carta stagnola. Condite con pepe.

Grigliare per 3 minuti, quindi aggiungere la pancetta e grigliare per altri 4 minuti, girando la pancetta dopo 2 minuti in modo che sia leggermente dorata su entrambi i lati.

Nel frattempo, riempire a metà una padella media con acqua e portarla a ebollizione. Rompi le uova in due ciotole. Abbassa il fuoco in modo che l'acqua bolle molto dolcemente. Aggiungere lentamente le uova all'acqua e cuocere per 3 minuti o fino a quando l'albume non si è solidificato ma il tuorlo rimane liquido.

Usando una schiumarola, togli le uova dall'acqua e dividile in due piatti. Aggiungere la pancetta cotta e i pomodori. Condite con un po' di sale e pepe e servite.

# Uova strapazzate con patate dolci

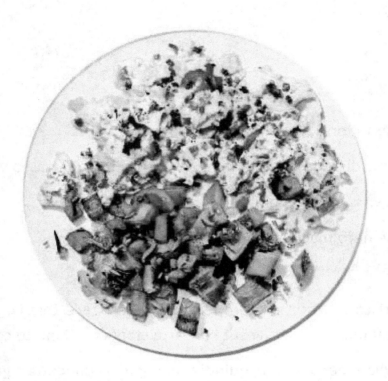

Tempo totale: 25 minuti | Porzioni: 1

*Ingredienti:*

1 patata dolce, a dadini

½ tazza di cipolla tritata

2 cucchiaini di rosmarino tritato

sale

Pepe

4 uova grandi

4 albumi d'uovo grandi

2 cucchiai di erba cipollina tritata

*Indicazioni:*

Preriscalda il forno a 200 C. Su una teglia, condisci la patata dolce, la cipolla, il rosmarino, sale e pepe. Spruzzare con un po' di olio e arrostire finché sono teneri, circa 20 minuti.

Nel frattempo, in una ciotola media, sbatti insieme le uova, gli albumi e un pizzico di sale e pepe. In una padella con un filo d'olio di oliva cuoci le uova a fuoco medio, circa 5 minuti.

Cospargere di erba cipollina tritata e servire.

Per porzione: 571 calorie, 44 g di proteine, 52 g di carboidrati (9 g di fibre), 20 g di grassi

# Cialde greche di ceci

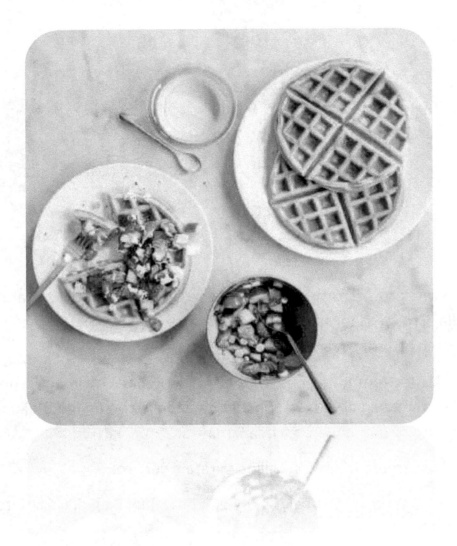

Tempo totale: 30 minuti | Porzioni: 2

*Ingredienti:*

¾ tazza di farina di ceci

½ cucchiaino di bicarbonato di sodio

½ cucchiaino di sale

¾ tazza di yogurt greco al 2%

6 uova grandi

Pomodori, cetrioli, scalogno, olio d'oliva, prezzemolo, yogurt e succo di limone per servire (facoltativo)

Sale e pepe

*Indicazioni:*

Preriscalda il forno a 200 °. Adagiare una griglia su una teglia da forno bordata e infornare. Riscalda una piastra per waffle in base alle direzioni.

In una grande ciotola, sbatti insieme la farina, il bicarbonato di sodio e il sale. In una piccola ciotola, sbatti insieme lo yogurt e le uova. Mescola gli ingredienti umidi con quelli secchi.

Ricopri leggermente la piastra per cialde con poco olio. In lotti, versare da ¼ a ½ tazza di pastella in ciascuna sezione del ferro e cuocere fino a doratura, da 4 a 5 minuti. Trasferisci i waffle nel forno e tienili al caldo. Ripeti con la pastella rimanente.

Servire i waffle con il gustoso mix di pomodoro o un filo di burro di noci caldo e frutti di bosco.

Per porzione: 412 calorie, 35 g di proteine, 24 g di carboidrati (4 g di fibre), 18 g di grassi

## Uova e peperoni turchi in padella

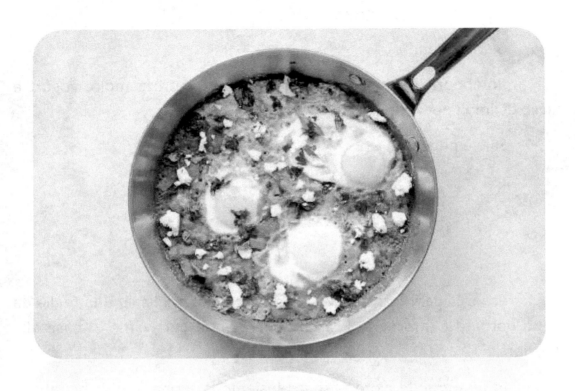

Preparazione: 10 min.

Cottura: 25 min.

Per 4 persone

Questo piatto coraggioso è un vero cibo di strada e un brillante piatto di famiglia per il brunch, il pranzo o la cena.

Senza glutine – Salutare - Vegetariano

*Ingredienti*

2 cucchiai di olio d'oliva

2 cipolle, affettate

1 peperone rosso o verde, tagliato a metà senza semi e affettato

1-2 peperoncini rossi, privati dei semi e affettati

400 g di pomodori a pezzi

1-2 cucchiaini di zucchero semolato

4 uova

mazzetto di prezzemolo tritato grossolanamente

6 cucchiai di yogurt denso e cremoso

2 spicchi d'aglio, schiacciati

*Metodo*

PASSO 1

Riscaldare l'olio in una padella a base pesante. Incorporare le cipolle, il pepe e i peperoncini. Cuocere finché non iniziano ad ammorbidirsi. Aggiungere i pomodori e lo zucchero, mescolando bene. Cuocere fino a quando il liquido si sarà ridotto, condire.

PASSO 2

Usando un cucchiaio di legno, crea 4 tasche nel composto di pomodoro e rompi le uova. Copri la padella e cuoci le uova a fuoco lento fino a quando non si sono solidificate.

FASE 3

Montare lo yogurt con l'aglio e condire. Cospargere con prezzemolo e servire dalla padella con una cucchiaiata di yogurt all'aglio.

# Curcuma tofu scramble

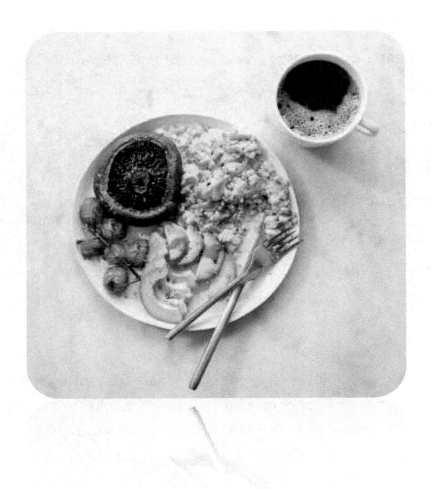

Tempo totale: 15 minuti | Porzioni: 1

*Ingredienti:*

1 fungo

3 o 4 pomodorini

1 cucchiaio di olio d'oliva, più altro per spennellare

Sale e pepe

½ blocco di tofu compatto

¼ di cucchiaino di curcuma macinata

Pizzico l'aglio in polvere

½ avocado, tagliato a fettine sottili

*Indicazioni:*

Preriscalda il forno a 180 ° C. Su una teglia adagiate i funghi e i pomodori e spennellateli con l'olio. Condire con sale e pepe. Arrostire finché sono teneri, circa 10 minuti.

Nel frattempo, in una ciotola media, unisci il tofu, la curcuma, l'aglio in polvere e un pizzico di sale. Schiacciatele con una forchetta. In una padella grande a fuoco medio, scalda 1 cucchiaio di olio d'oliva. Aggiungere la miscela di tofu e cuocere, mescolando di tanto in tanto, fino a quando non si soda e simile a un uovo, circa 3 minuti.

Impiattare il tofu e servire con funghi, pomodori e avocado.

Per porzione: 431 calorie, 21 g di proteine, 17 g di carboidrati (8 g di fibre), 33 g di grassi

# Avocado e ricotta Toast

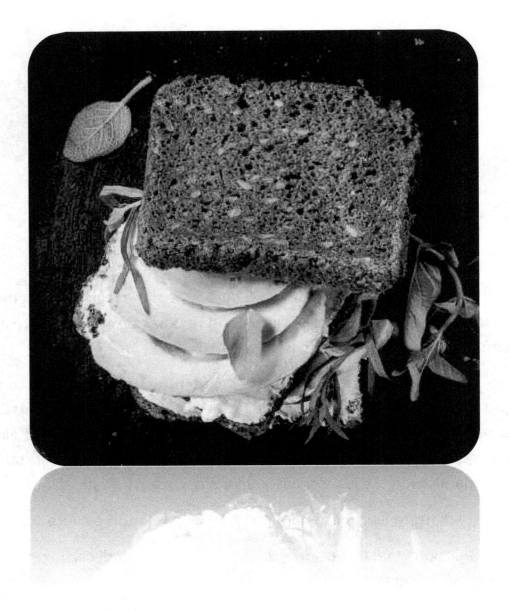

Tempo totale: 5 minuti | Porzioni: 1

*Ingredienti:*

1 fetta di pane integrale

¼ di avocado maturo, schiacciato

2 cucchiai di ricotta

Un pizzico di fiocchi di peperone rosso tritati

Un pizzico di sale marino in fiocchi

*Indicazioni:*

Tosta il pane. Completare con avocado, ricotta, fiocchi di peperoncino tritato e sale marino. Mangia con uova strapazzate o sode, oltre a una porzione di yogurt o frutta.

Per porzione: 288 calorie, 10 g di proteine, 29 g di carboidrati (10 g di fibre), 17 g di grassi

# Ricette per il digiuno intermittente – CENA

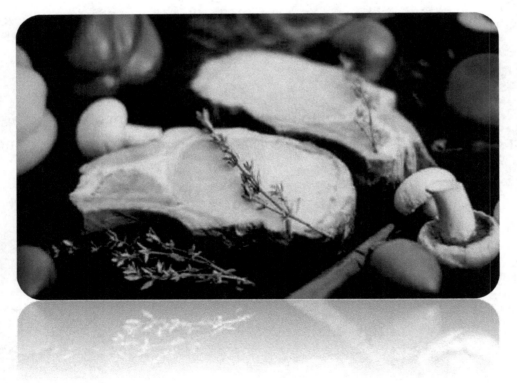

# Cena turca con l'uovo

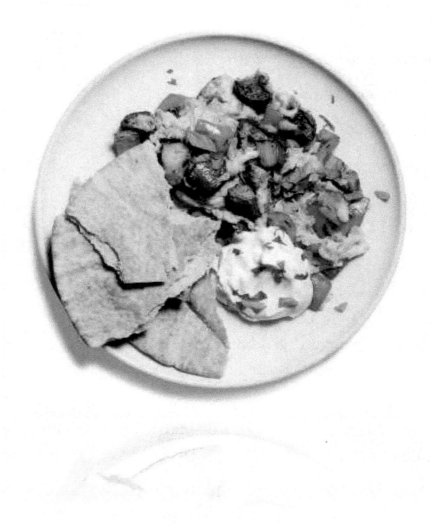

Tempo totale: 13 minuti | Porzioni: 2

*Ingredienti:*

2 cucchiai di olio d'oliva

¾ tazza di peperone rosso tagliato a dadini

¾ tazza di melanzane a dadini

sale e pepe

5 uova grandi, leggermente sbattute

¼ di cucchiaino di paprika

Coriandolo tritato, a piacere

2 cucchiai di yogurt bianco

1 pita integrale

*Indicazioni:*

In una grande padella antiaderente a fuoco medio-alto, scalda l'olio d'oliva. Aggiungere il peperone, le melanzane, il sale e il pepe. Rosolare finché non si ammorbidisce, circa 7 minuti.

Incorporare le uova, la paprika e altro sale e pepe a piacere. Cuocere, mescolando spesso, fino a quando le uova saranno leggermente strapazzate.

Cospargere di coriandolo tritato e servire con una cucchiaiata di yogurt e la pita.

Per porzione: 469 calorie, 25 g di proteine, 26 g di carboidrati (4 g di fibre), 29 g di grassi

# Tacos di tacchino

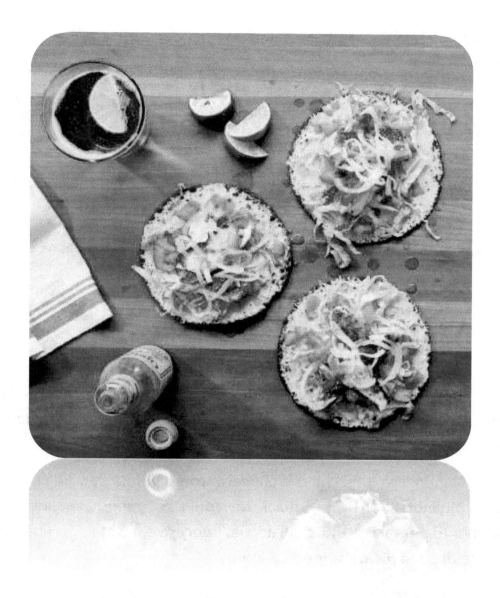

Tempo totale: 25 minuti | Porzioni: 4

*Ingredienti:*

2 cucchiaini di olio

1 cipolla rossa piccola, tritata

1 spicchio d'aglio, tritato finemente

500 gr. di tacchino macinato extra magro

1 cucchiaio di condimento per taco

8 tortillas di mais integrale, riscaldate

¼ di tazza di panna acida

½ tazza di formaggio messicano grattugiato

1 avocado, a fette

Salsa, per servire

1 tazza di lattuga tritata

*Indicazioni:*

In una padella larga a fuoco medio-alto, scaldare l'olio. Aggiungere la cipolla e cuocere, mescolando finché sono teneri, da 5 a 6 minuti. Incorporare l'aglio e cuocere 1 minuto.

Aggiungere il tacchino e cuocere, rompendolo con un cucchiaio, fino a quando non sarà quasi marrone, 5 minuti. Aggiungere il condimento per taco e 1 tazza di acqua. Cuocere a fuoco lento finché non si riduce di poco più della metà, 7 minuti.

Riempi le tortillas con il tacchino e guarnisci con panna acida, formaggio, avocado, salsa e lattuga.

Per porzione: 472 calorie, 28 g di proteine, 30 g di carboidrati (6 g di fibre), 27 g di grassi

# Spaghetti alla bolognese

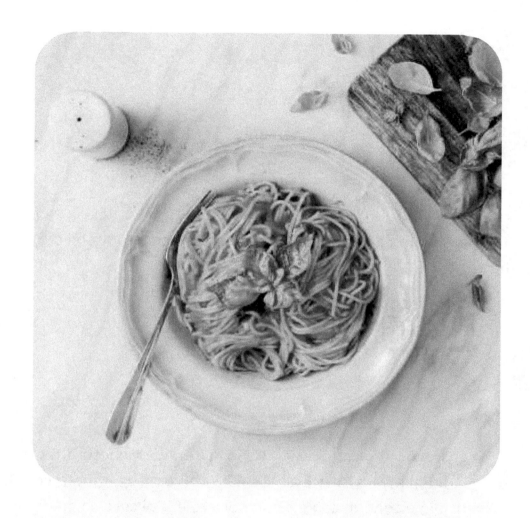

Tempo totale: 1 ora e 30 minuti | Porzioni: 4

Ingredienti:

1 zucca grande tagliata a spaghetti

3 cucchiai di olio d'oliva

½ cucchiaino di aglio in polvere

Sale e pepe

1 cipolla piccola, tritata finemente

500 gr. di tacchino macinato

4 spicchi d'aglio, tritati finemente

300 gr. funghi cremini piccoli, a fette

3 tazze di pomodori freschi a cubetti

1 lattina di salsa di pomodoro a basso contenuto di sodio e senza zuccheri aggiunti

Basilico fresco tritato

*Indicazioni:*

Preriscalda il forno a 180 ° C. Tagliare gli spaghetti a metà nel senso della lunghezza e scartare i semi. Strofinare ogni metà con 1/2 cucchiaio di olio e condire con aglio in polvere e ¼ di cucchiaino di sale e pepe. Posizionare con la pelle rivolta verso l'alto su una teglia da forno bordata e arrostire finché sono teneri, da 35 a 40 minuti. Lascia raffreddare per 10 minuti.

Nel frattempo, in una padella larga a fuoco medio, scaldare i restanti 2 cucchiai di olio. Aggiungere la cipolla, condire con ¼ di cucchiaino di sale e pepe e cuocere, mescolando di tanto in tanto, finché sono teneri, 6 minuti. Aggiungere il tacchino e cuocere, rompendolo in piccoli pezzi con un cucchiaio, fino a doratura, da 6 a 7 minuti. Incorporare l'aglio e cuocere 1 minuto.

Metti il composto di tacchino su un lato della padella e aggiungi i funghi dall'altro. Cuocere, mescolando di tanto in tanto, finché i funghi non sono teneri, 5 minuti. Mescolare nel tacchino. Aggiungere i pomodori e la salsa di pomodoro e cuocere a fuoco lento per 10 minuti.

Mentre la salsa sta sobbollendo, raccogliere la zucca e trasferirla nei piatti. Versare sopra il tacchino alla bolognese e cospargere di basilico, se lo si desidera.

Per porzione: 450 calorie, 32 g di proteine, 31 g di carboidrati (6 g di fibre), 23 g di grassi

## Pollo con riso al cavolfiore fritto

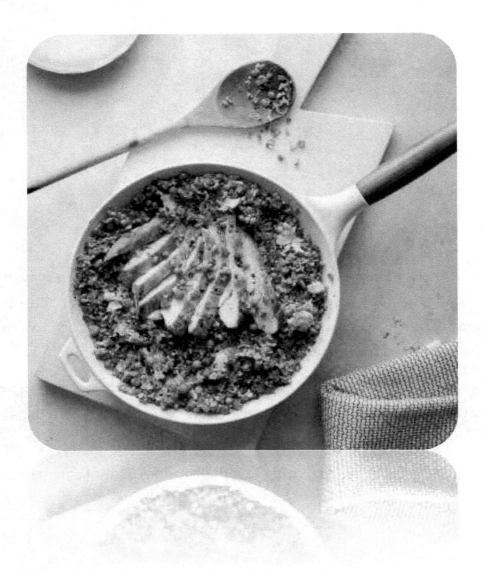

Tempo totale: 35 minuti | Porzioni: 4

*Ingredienti:*

2 cucchiai di olio di vinaccioli

600 gr. di petto di pollo disossato e senza pelle, pestato a spessore uniforme

4 uova grandi, sbattute

2 peperoni rossi, tritati finemente

2 carote piccole, tritate finemente

1 cipolla, tritata finemente

2 spicchi d'aglio, tritati finemente

4 scalogni, tritati finemente, più altro per servire

½ tazza di piselli surgelati, scongelati

4 tazze di cavolfiore "riso"

2 cucchiai di salsa di soia a basso contenuto di sodio

2 cucchiaini di aceto di riso

Sale e pepe

*Indicazioni:*

In una padella grande e profonda a fuoco medio-alto, scalda 1 cucchiaio di olio. Aggiungere il pollo e cuocere fino a doratura, 3-4 minuti per lato. Trasferire su un tagliere e lasciare riposare per 6 minuti prima di affettare. Aggiungi il restante 1 cucchiaio di olio nella padella. Aggiungere le uova e mescolare finché non si sono solidificate, da 1 a 2 minuti; trasferire in una ciotola.

Nella padella, aggiungi il peperone, la carota e la cipolla e cuoci, mescolando spesso finché non sono teneri, da 4 a 5 minuti. Incorporare l'aglio e cuocere, 1 minuto. Condisci con scalogno e piselli. Aggiungere il cavolfiore, la salsa di soia, l'aceto di riso, il sale e il pepe e mescolare bene. Quindi lascia riposare il cavolfiore, senza mescolare, finché non inizia a dorarsi, 2-3 minuti. Condisci con il pollo a fette e le uova. Per porzione: 427 calorie, 45 g di proteine, 25 g di carboidrati (7 g di fibre), 16 g di grassi

# Bistecca in padella

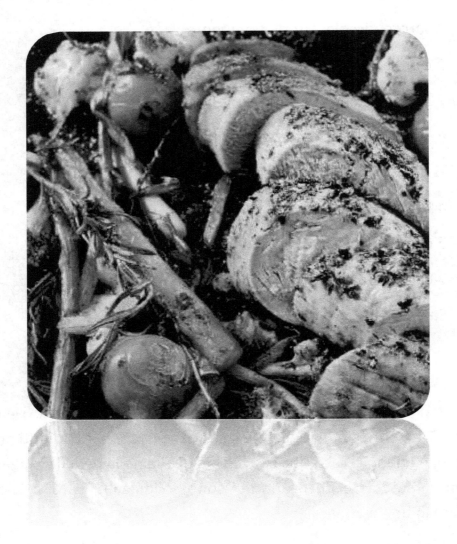

Tempo totale: 50 minuti | Porzioni: 4

*Ingredienti:*

500 gr. di funghi cremini piccoli, mondati e tagliati a metà

500 gr. broccolini, rifilati e tagliati in 2 cm. di lunghezza

4 spicchi d'aglio, tritati finemente

3 cucchiai di olio d'oliva

¼ di cucchiaino di fiocchi di peperone rosso (o un po 'di più per un calcio extra)

Sale e pepe

2 bistecche spesse 1 cm, tagliate con il grasso in eccesso

1 barattolo da 500 gr. di fagioli cannellini a basso contenuto di sodio, sciacquati

*Indicazioni:*

Preriscalda il forno a 180° C. Su una grande teglia da forno bordata, mescolare i funghi, i broccolini, l'aglio, l'olio, i fiocchi di peperoncino e ¼ di cucchiaino di sale e pepe. Mettere la teglia nel forno e cuocere per 15 minuti.

Spingi il composto sui bordi della padella per fare spazio alle bistecche. Condire le bistecche con ¼ di cucchiaino ciascuna di sale e pepe e disporle al centro della padella. Arrostire le bistecche alla cottura desiderata, da 5 a 7 minuti per lato. Trasferisci le bistecche su un tagliere e lascia riposare 5 minuti prima di affettarle.

Aggiungere i fagioli alla teglia e mescolare per unire. Arrosta fino a quando non si riscalda, circa 3 minuti. Servire fagioli e verdure con la bistecca.

Per porzione: 464 calorie, 42 g di proteine, 26 g di carboidrati (8 g di fibre), 22 g di grassi

# Filetto di maiale con zucca e cavoletti di Bruxelles

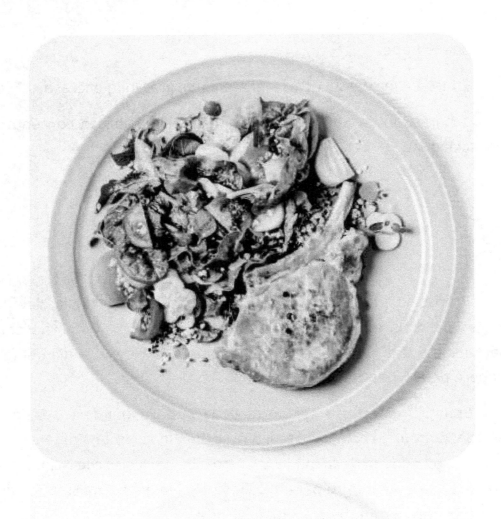

Tempo totale: 50 minuti | Porzioni: 4

*Ingredienti:*

600 gr. di filetto di maiale, tagliato

sale

Pepe

3 cucchiai di olio d'oliva

2 rametti di timo fresco

2 spicchi d'aglio sbucciati

4 tazze di cavoletti di Bruxelles, mondati e tagliati a metà

4 tazze di zucca a dadini

*Indicazioni:*

Preriscalda il forno a 180° C. Condire il filetto con sale e pepe. In una grande padella a fuoco medio-alto, scalda 1 cucchiaio di olio. Quando l'olio luccica, aggiungi il filetto e rosola fino a doratura su tutti i lati, per un totale di 8-12 minuti. Trasferisci su un piatto.

Aggiungere il timo e l'aglio e i restanti 2 cucchiai di olio nella padella e cuocere fino a quando non è aromatica, circa 1 minuto. Aggiungere i cavoletti di Bruxelles, la zucca e un grosso pizzico di sale e pepe. Cuocere, mescolando di tanto in tanto, fino a quando le verdure saranno leggermente dorate, da 4 a 6 minuti.

Mettere il filetto sopra le verdure e trasferire il tutto nel forno. Arrostire fino a quando le verdure sono tenere e un termometro per carne inserito nella parte più spessa del filetto registra 60° C, da 15 a 20 minuti.

Indossando guanti da forno, rimuovere con attenzione la teglia dal forno. Lasciar riposare il filetto 5 minuti prima di affettare e servire con le verdure. Condire le verdure con una vinaigrette balsamica per servire come contorno.

Per porzione: 401 calorie, 44 g di proteine, 25 g di carboidrati (6 g di fibre), 15 g di grassi

# Gamberoni con pomodori e aglio

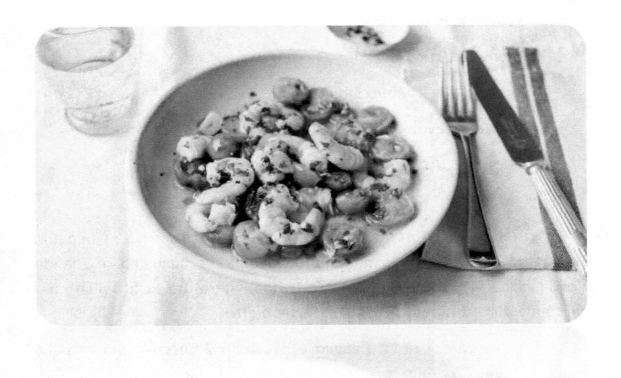

Come parte di una dieta intermittente, 1 porzione fornisce 2 delle 6 porzioni di verdura giornaliere. Questo pasto fornisce 180 kcal per porzione.

Tempo di preparazione - meno di 30 min.

Tempo di cottura - meno di 10 min.

Per 2 persone

*Ingredienti*

1 cucchiaio di olio d'oliva

2 spicchi d'aglio, affettati sottilmente

1 peperoncino rosso lungo, privato dei semi e tritato finemente (oppure utilizzare ½ cucchiaino di peperoncino in scaglie essiccato)

150 g di pomodorini, tagliati a metà

½ limone, solo succo

250 g di gamberoni, cotti, pelati e puliti

3 cucchiai colmi di prezzemolo tritato grossolanamente

Pepe nero macinato

160g di fagiolini, al vapore, per servire

*Metodo*

Scaldare l'olio in una padella piccola a fuoco basso. Aggiungere l'aglio e il peperoncino e cuocere molto dolcemente per cinque minuti o fino a quando l'aglio sarà molto morbido ma non colorato, mescolando di tanto in tanto.

Aggiungere i pomodori e il succo di limone e cuocere per due minuti o finché non iniziano ad ammorbidirsi. Incorporare i gamberi e cuocere per 2-3 minuti, mescolando, fino a quando i pomodori sono ben ammorbiditi e i gamberi sono ben caldi.

Togliete la padella dal fuoco, incorporate il prezzemolo, condite con abbondante pepe e servite con i fagioli.

## Ricca zuppa di verdure

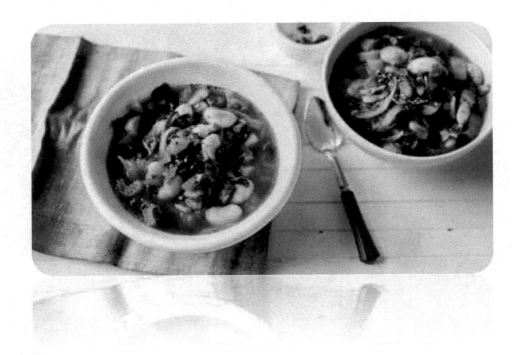

Questa sostanziosa zuppa di verdure è ricca di sapore e bontà, perfetta per riscaldarti in una notte fredda. Se mangi in un giorno limitato di una dieta intermittente, sostituisci le carote con peperoni gialli senza semi. Come parte di una dieta intermittente, 1 porzione fornisce: Il tuo cibo salato quotidiano 3 delle tue 5 porzioni di verdure giornaliere, Questo pasto fornisce 219 kcal per porzione.

Tempo di preparazione - meno di 30 min.

Tempo di cottura - Da 30 minuti a 1 ora

Per 2 persone

Dietetico - Vegetariano

*Ingredienti*

olio d'oliva

1 cipolla media, affettata

2 spicchi d'aglio, tagliati a fettine sottili

2 coste di sedano, mondate e tagliate a fettine sottili

2 carote medie o 2 peperoni gialli, tagliati a pezzi da 2 cm

Pomodori tritati in latta da 400 g

1 dado da brodo vegetale

1 cucchiaino di erbe miste essiccate

400 g di fagioli, scolati e sciacquati

1 testa di verdure primaverili giovani (circa 125 g), tagliate e affettate

sale marino e pepe nero appena macinato

*Metodo*

Spruzzare una grande casseruola antiaderente con olio e cuocere la cipolla, l'aglio, il sedano e le carote o i peperoni delicatamente per 10 minuti, mescolando regolarmente fino a quando non si saranno ammorbiditi.

Aggiungere 750 ml di acqua e la polpa di pomodoro. Sbriciolare il dado da brodo e incorporare le erbe essiccate. Portare a ebollizione, quindi abbassare la fiamma e cuocere per 20 minuti.

Condire la zuppa con sale e pepe e aggiungere le verdure primaverili e i fagioli. Tornare a un leggero sobbollire e cuocere per altri 3-4 minuti o finché le verdure non si saranno ammorbidite. Condire a piacere e servire in ciotole profonde.

*Suggerimenti per le ricette*

Raddoppia la ricetta se hai voglia di mangiarla per un paio di giorni.

## Pollo e verdure con curry

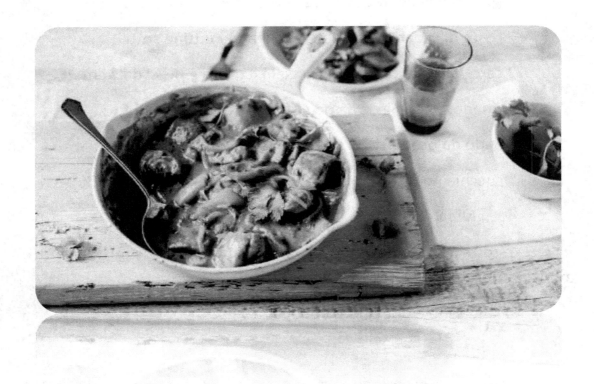

Prova questo balti di pollo e verdure per un curry sano e veloce e facile da preparare.

Come parte di una dieta intermittente, 1 porzione fornisce: 1 delle tue 3 porzioni giornaliere di latticini a basso contenuto di grassi 2 delle tue 6 porzioni giornaliere di verdure Questo pasto fornisce 341 kcal, 40 g di proteine, 30,5 g di carboidrati (di cui 20,5 g di zuccheri), 6 g grassi (di cui 1,5 g di saturi), 9 g di fibre e 0,6 g di sale per porzione.

Tempo di preparazione - meno di 30 min.

Tempo di cottura - Da 30 minuti a 1 ora

Per 2 persone

*Ingredienti*

olio d'oliva

1 cipolla media, affettata sottilmente

4 cosce di pollo, disossate e spellate

1 peperone rosso, privato dei semi e tagliato a pezzi da 3 cm

1 peperone giallo, privato dei semi e tagliato a pezzi di 3 cm

1 cucchiaio di farina di mais

150g di yogurt naturale senza grassi

1 cucchiaio di curry medio o delicato

2 spicchi d'aglio, tagliati a fettine sottili

Pomodori tritati 250 g

3 cucchiai colmi di coriandolo fresco tritato finemente, più una quantità per guarnire

Pepe nero appena macinato

*Metodo*

Spruzzare una padella profonda e antiaderente con olio e metterlo a fuoco medio. Aggiungere la cipolla e cuocere per cinque minuti, mescolando regolarmente fino a quando non sarà ben ammorbidita e leggermente dorata.

Nel frattempo, eliminare tutto il grasso visibile dalle cosce di pollo, tagliare ciascuna in quattro pezzi e condire con pepe nero.

Aggiungere il pollo e i peperoni nella padella con la cipolla e cuocere per tre minuti girandoli di tanto in tanto.

Nel frattempo, in una piccola ciotola, mescolare la farina di mais con 2 cucchiai di acqua fredda e incorporare lo yogurt fino a ottenere un composto omogeneo.

Cospargere il pollo e le verdure con il curry in polvere, aggiungere l'aglio e cuocere per 30 secondi.

Versare i pomodori nella padella, aggiungere la miscela di yogurt, 150 ml di acqua e il coriandolo.

Portare a fuoco lento e cuocere per 20-25 minuti, mescolando di tanto in tanto fino a quando il pollo è tenero e la salsa è densa. Condire con pepe nero appena macinato a piacere e guarnire con coriandolo.

# Burger extra magro e insalata

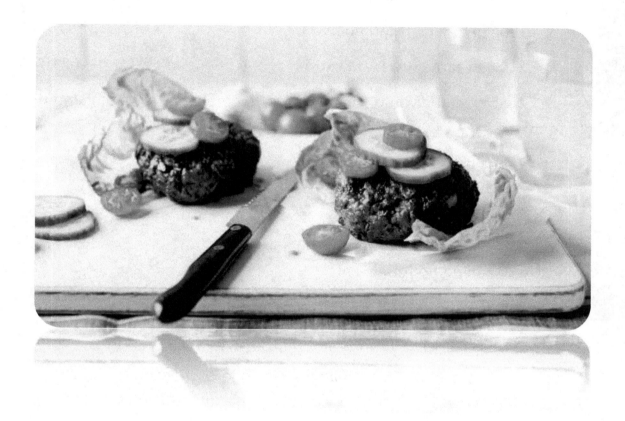

Dimentica gli hamburger da asporto pieni di grassi. Assapora il nostro fatto in casa.

Come parte di una dieta intermittente, 1 porzione fornisce 2 delle 6 porzioni di verdura giornaliere. Questo pasto fornisce 255 kcal, 36 g di proteine, 6 g di carboidrati (di cui 5,5 g di zuccheri), 7 g di grassi (di cui 2,5 g di saturi), 3 g di fibre e 0,4 g di sale per porzione.

Tempo di preparazione - meno di 30 min.

Tempo di cottura - Da 10 a 30 min.

Per 2 persone

*Ingredienti*

Olio d'oliva

½ cipolla piccola, tritata finemente

100g di funghi, tritati finemente

250 g di carne macinata extra magra (con meno del 5% di grassi)

2 cucchiaini di timo fresco tritato finemente (o ½ cucchiaino di timo essiccato)

Pepe nero appena macinato

*per l'insalata*

1 lattuga, foglie separate

120 g di pomodorini, a fette

1/3 di cetriolo, a fette

*Metodo*

Spruzzare una piccola padella con olio e cuocere la cipolla e i funghi a fuoco medio per cinque minuti, o fino a quando non saranno ben ammorbiditi, mescolando regolarmente. Versare in una ciotola resistente al calore e lasciare raffreddare per cinque minuti.

Aggiungere la carne di manzo, il timo e tanto pepe nero macinato. Mescolare bene e formare due palline. Appiattisci in forme di hamburger, ciascuna di circa 2 cm di spessore.

Pulisci la padella e rimettila sul piano cottura. Spruzzare con un po' più di olio e cuocere gli hamburger a fuoco medio-basso per 10 minuti, girandoli di tanto in tanto, fino a doratura all'esterno e cotti all'interno.

Servire gli hamburger con lattuga, pomodori e cetriolo.

*Suggerimenti per le ricette*

Se non ti piace la carne di manzo, prova invece a preparare con pollo tritato o petto di tacchino.

# Manzo al pepe con foglie di insalata

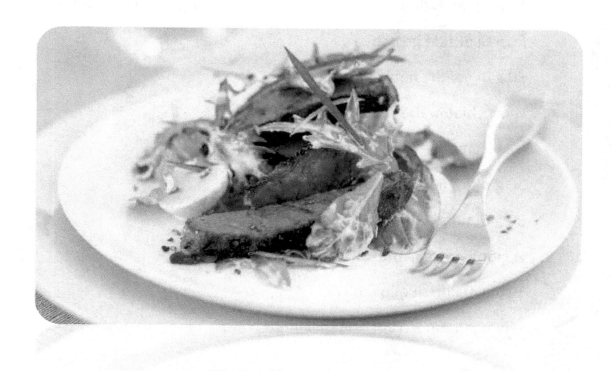

Questa è una cena veloce, perfetta per una serata impegnativa. La salsa di rafano aggiunge un calcio al condimento per l'insalata. Come parte di una dieta intermittente, 1 porzione fornisce 1 delle tue 6 porzioni di verdura giornaliere e 148 kcal. Se lo mangi come parte di un menu dietetico intermittente giornaliero, goditi anche un pezzo di frutta con questo pasto (circa 70 calorie).

Tempo di preparazione - meno di 30 min.

Tempo di cottura - meno di 10 min.

Per 2 persone

*Ingredienti*

2 bistecche di controfiletto tagliate spesse, circa 175 g in totale, senza grasso

1 cucchiaino di pepe in grani colorati, tritato grossolanamente

fiocchi di sale grosso

60 g di yogurt naturale

½ cucchiaino di salsa al rafano (a piacere)

½ spicchio d'aglio, schiacciato

50 g di foglie di insalata verde mista

30 g di funghi champignon, affettati

½ cipolla rossa, affettata sottilmente

1 cucchiaino di olio d'oliva

sale e pepe nero appena macinato

*Metodo*

Strofinare le bistecche con i grani di pepe schiacciati e i fiocchi di sale.

Mescolare insieme lo yogurt, la salsa di rafano e l'aglio e condire a piacere con sale e pepe nero appena macinato. Aggiungere le foglie di insalata, i funghi e la maggior parte della cipolla rossa e mescolare delicatamente. Scaldare l'olio in una padella, aggiungere le bistecche e cuocere a fuoco vivace per 2 minuti o fino a doratura. Capovolgere e cuocere per altri 2 minuti per la cottura media, 3-4 minuti per la media o 5 minuti per la cottura ben cotta. Posizionare la bistecca su un piatto caldo e lasciar riposare per qualche minuto.

Versare le foglie di insalata al centro di 2 piatti da portata. Affettare sottilmente le bistecche e disporre sopra i pezzi. Guarnire con la rimanente cipolla rossa.

# Ricette per il digiuno intermittente – DOLCI

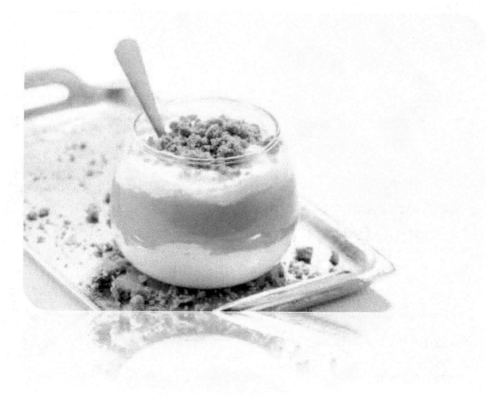

# Yogurt croccante alla banana

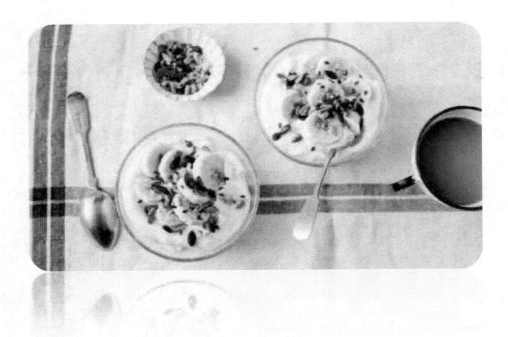

La banana e lo yogurt sono una perfetta combinazione ipocalorica. La banana aggiunge dolcezza senza la necessità di zucchero extra e i semi portano una soddisfacente croccantezza.

Come parte di una dieta intermittente, 1 porzione fornisce: Il tuo frutto quotidiano 2 delle tue 3 porzioni giornaliere di latticini a basso contenuto di grassi - Questo pasto fornisce 149 kcal per porzione.

Tempo di preparazione - meno di 30 min.

Tempo di cottura - nessuna cottura richiesta

Per 2 persone

Dietetico – Vegetariano

*Ingredienti*

Yogurt greco naturale senza grassi 340g

1 banana, sbucciata e affettata

15 g di semi misti (zucca, sesamo e girasole) (o utilizzare mandorle a scaglie tostate)

*Metodo*

Dividi lo yogurt tra due ciotoline. Spargi sopra la banana.

Cospargere di semi o noci e servire.

*Suggerimenti per le ricette*

Cerca i sacchetti misti di zucca, sesamo e semi di girasole, ma osserva attentamente le dimensioni della porzione poiché sono molto ricchi di calorie.

# Yogurt ai frutti di bosco

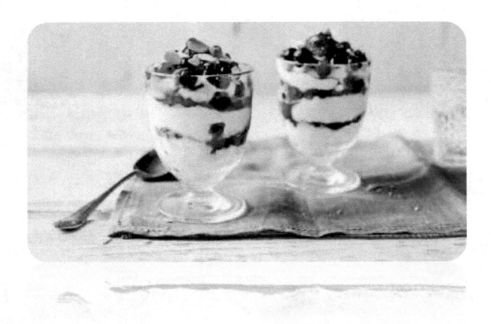

Uno yogurt goloso e fruttato. L'uso di bacche congelate consente di risparmiare denaro e producono un delizioso succo mentre si scongelano.

Come parte di una dieta intermittente, 1 porzione fornisce: Il tuo frutto quotidiano 2 delle tue 3 porzioni giornaliere di latticini a basso contenuto di grassi - Questo pasto fornisce 149 kcal per porzione.

Tempo di preparazione - meno di 30 min.

Tempo di cottura - nessuna cottura richiesta

Per 2 persone

Dietetico – Vegetariano

*Ingredienti*

175g frutti di bosco misti congelati, scongelati

Yogurt greco senza grassi 340g

10 g di mandorle a scaglie, tostate

*Metodo*

Versa lo yogurt in due bicchieri, aggiungi metà delle bacche e poi ripeti gli strati.

Cospargere con le mandorle in scaglie e servire.

*Suggerimenti per le ricette*

Puoi tostare le mandorle in una padella asciutta o acquistare quelle già tostate.

# Brownies leggeri

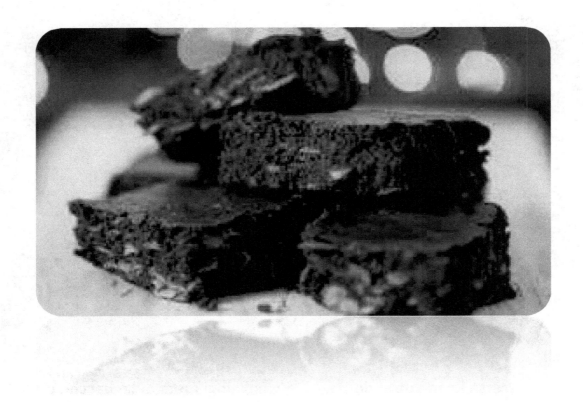

*Ingredienti*

Olio d'oliva

1 cucchiaino di caffè istantaneo in polvere o granuli

2 cucchiaini di estratto di vaniglia

1/2 tazza di cacao amaro

1/2 tazza di farina per tutti gli usi

1 1/4 cucchiaino di sale

1/4 cucchiaino di lievito in polvere

1 tazza di zucchero

1/4 di tazza di olio vegetale senza grassi

3 albumi d'uovo grandi

*Istruzioni*

Preriscaldare il forno a 180 gradi.

In una tazza, sciogliere il caffè nell'estratto di vaniglia.

Su carta oleata unire il cacao, la farina, il sale e il lievito. In una ciotola media, sbatti lo zucchero, l'olio vegetale da spalmare, gli albumi e la miscela di caffè fino a ottenere un composto omogeneo. Quindi unire la miscela di farina. Distribuire nella padella preparata.

Cuocere fino a quando uno stuzzicadenti inserito nei brownies a 5 cm. dal bordo esce quasi pulito, da 22 a 24 minuti. Raffreddare in padella circa 2 ore.

Quando sono freddi, tagliare i brownies in 4 strisce, quindi tagliate ogni striscia trasversalmente in 4 quadrati. Se i brownies sono difficili da tagliare, immergere il coltello in acqua calda, asciugare e tagliare. Ripetere l'immersione e l'asciugatura se necessario.

# Torta di lamponi congelata

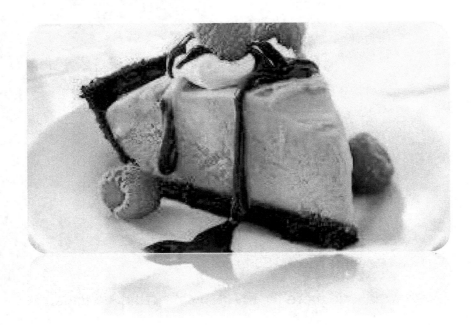

Per 8 persone

*Ingredienti*

## CROSTA

32 wafer al cioccolato, più 1 per guarnire

1/4 tazza di zucchero a velo

2 cucchiai di olio d'oliva

2 cucchiai di latte scremato

1 cucchiaio di burro

*Ripieno*

3 tazze di lamponi, freschi o congelati (scongelati)

2 cucchiai di succo di limone

1/4 cucchiaino di sale

2 albumi grandi, a temperatura ambiente

1/2 tazza di zucchero semolato

1/2 cucchiaino di cremor tartaro

*Istruzioni*

Preriscalda il forno a 180 °. Rivesti una tortiera da 23 cm con uno spray da cucina.

**Per preparare la crosta:** lavorare 32 cialde, lo zucchero a velo, l'olio, il latte e il burro in un robot da cucina fino a macinarli finemente. Premere il composto sul fondo e sui lati della teglia preparata, creando una crosta uniforme e densa. Infornate per 12 minuti. Lasciare raffreddare su una gratella a temperatura ambiente, per circa 1 ora, premendo nuovamente le parti gonfie della crosta nella padella.

**Per preparare il ripieno:** nel frattempo, frullare i lamponi, il succo di limone e il sale in un frullatore o in un robot da cucina fino a che liscio. Filtrare con un colino a maglia fine in una ciotola media, premendo con una spatola di gomma per estrarre il succo; scartare i semi.

Porta 1 cm d'acqua a bollire lentamente in una grande casseruola. Unisci gli albumi, lo zucchero semolato e il cremor tartaro in una ciotola di acciaio inossidabile da 3 quarti. Sbatti con uno sbattitore elettrico a velocità media finché non diventa spumoso. Mettere la ciotola sull'acqua bollente e continuare a battere a velocità media, muovendo il mixer, finché il composto non sarà lucido e denso, circa 3 minuti e mezzo. Aumentare la velocità al massimo e continuare a sbattere sull'acqua bollente fino a quando non sarà molto dura e lucida, circa 3 minuti e mezzo in più (le uova saranno a una temperatura sicura, a questo punto). Togliete dal fuoco (fate attenzione al vapore che fuoriesce) e continuate a sbattere a velocità media fino a temperatura ambiente, 3-5 minuti.

Unisci la purea di lamponi nella meringa fino a quando non è ben amalgamata. Versare il ripieno di lamponi nella crosta di torta; sbriciolare sopra la cialda di cioccolato rimanente. Metti la torta su una superficie piana nel congelatore e congelala finché non si solidifica, almeno 6 ore. Per servire, lasciate riposare la torta a temperatura ambiente finché non si sarà leggermente ammorbidita, circa 10 minuti, prima di affettarla.

Cerca biscotti wafer al cioccolato senza oli parzialmente idrogenati.

*Suggerimento*: per ottenere il massimo volume dalle uova sbattute, è meglio che siano a temperatura ambiente.

**Conservazione intelligente:** per la conservazione nel congelatore a lungo termine, avvolgere il cibo in uno strato di pellicola trasparente seguito da un altro strato di pellicola. La plastica aiuterà a prevenire le bruciature da congelamento mentre la pellicola aiuterà a evitare che gli odori penetrino nel cibo.

# Pere caramellate

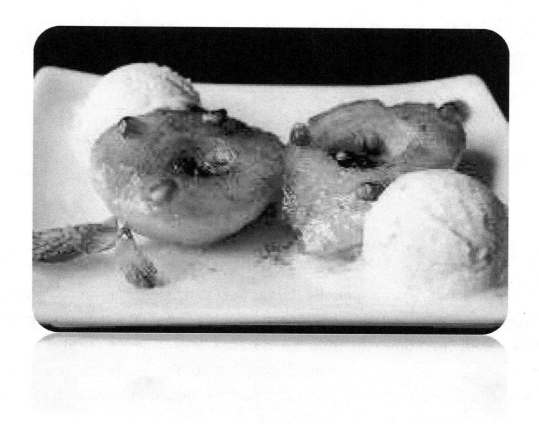

Per 4 persone

Un dessert semplice ed elegante, le pere caramellate soddisferanno sicuramente.

Tempo totale: 25 min.

*Ingredienti*

4 cucchiai di burro

4 pere medie rosse e gialle, snocciolate e tagliate in quarti

1/2 tazza di zucchero di canna

2 cucchiai di bourbon, facoltativo

Gelato di buona qualità

4 cracker, sbriciolare

*Istruzioni*

Riscaldare una padella larga per soffriggere a fuoco medio. Sciogliere il burro, quindi aggiungere le pere, con il lato tagliato verso il basso, cuocendo fino a quando non saranno leggermente dorate, circa 5 minuti. Aggiungere lo zucchero di canna e continuare la cottura fino a caramellare, altri 5 minuti. Aggiungere il bourbon, se utilizzato, e continuare la cottura per altri 5 minuti.

Dividere le pere in 4 piatti, guarnire con una pallina di gelato, un filo di salsa al caramello e cracker sbriciolati.

**Nota del cuoco**: a seconda della stagione, le pere possono essere sostituite da pesche, nettarine, albicocche o prugne.

# Nidi di meringa al pompelmo con frutti di bosco

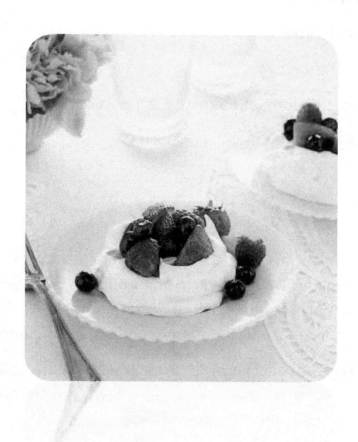

3 albumi d'uovo grandi

5 cucchiaini cremor tartaro

½ c. zucchero

1 cucchiaino di buccia di pompelmo rosso rubino grattugiata fresca

*FRUTTI DI BOSCO*

1 contenitore di mirtilli

1 contenitore di lamponi

2 chili di fragole

¼ c. zucchero

¼ c. succo di pompelmo rosso rubino fresco

*Istruzioni*

Preparare i nidi di meringa: preriscaldare il forno a 100 gradi. Foderare una teglia grande con carta da forno o un tappetino da forno in silicone. In una ciotola grande, con il mixer ad alta velocità, sbattere gli albumi e il cremor tartaro fino a quando non si formano punte morbide.

Cospargere di zucchero, 2 cucchiai alla volta, sbattendo fino a quando lo zucchero si scioglie e la meringa si trova in picchi rigidi e lucidi quando le fruste vengono sollevate.

Con una grande spatola di gomma, piegare delicatamente la buccia di pompelmo nella meringa fino a quando non è ben combinata.

Dividere la miscela in 8 cumuli uniformi (misurino da 1/4 di tazza colmo) sul foglio preparato, distanziando di circa 5 cm l'uno dall'altro. Premendo il retro del cucchiaio al centro di ogni meringa, forma dei cumuli in nidi rotondi da 7 cm.

Cuocere 2 ore o finché non si rassodano. Spegnere il forno; lasciare asciugare le meringhe in forno 1 ora o una notte.

Quando le meringhe sono asciutte, rimuoverle con cura dalla pergamena. Le meringhe possono essere conservate in contenitori ermeticamente chiusi a temperatura ambiente fino a 2 settimane.

**Preparare le bacche:** in una ciotola grande, unire i mirtilli, i lamponi e metà delle fragole. In una padella da 30 cm, unisci lo zucchero e il succo di pompelmo.

Riscaldare a ebollizione a fuoco medio, mescolando di tanto in tanto. Far bollire 2 minuti o fino a quando lo zucchero si dissolve e la miscela diventa rosa chiaro.

Aggiungere le fragole rimanenti e cuocere da 1 a 3 minuti o fino a quando le bacche non rilasciano il loro succo e si sono leggermente ammorbidite. Versare il composto sulle bacche crude in una ciotola grande. Mescola delicatamente fino a ottenere un composto omogeneo.

Disporre i nidi di meringa sui piatti da portata. Dividi le bacche tra i nidi e condisci lo sciroppo di pompelmo tutt'intorno. Servite subito.

## Muffin alle spezie e mandorle

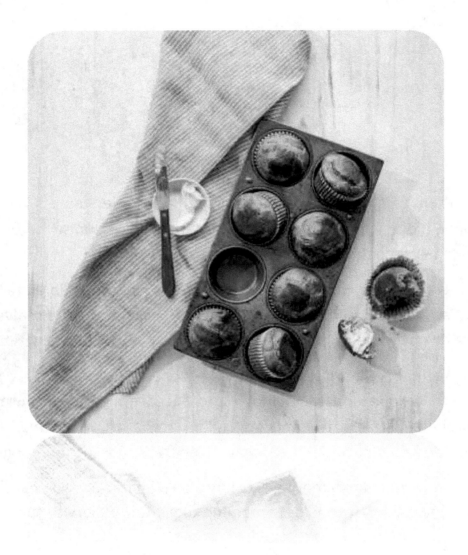

Tempo totale: 15 minuti | Porzioni: 5

*Ingredienti:*

½ panetto di burro

2 tazze di farina di mandorle

4 misurini di proteine in polvere di vaniglia

4 uova grandi

1 tazza di salsa di mele non zuccherata

1 cucchiaio di cannella

1 cucchiaino di pimento

1 cucchiaino di chiodi di garofano

2 cucchiaini di lievito in polvere

*Indicazioni:*

Preriscalda il forno a 180°. In una piccola ciotola adatta al microonde, sciogliere il burro nel microonde a fuoco basso, circa 30 secondi.

In una ciotola capiente, mescolare accuratamente tutti gli ingredienti rimanenti con il burro fuso. Spruzza 2 stampini per muffin con uno spray da cucina antiaderente o usa le fodere per cupcake.

Versare il composto negli stampini per muffin, facendo attenzione a non riempirlo eccessivamente (circa ¾ pieno). Questo dovrebbe fare 10 muffin.

Mettere una teglia nel forno e cuocere per 12 minuti. Assicurati di non cuocere troppo, perché i muffin diventeranno troppo secchi. A cottura ultimata, togliere la prima teglia dal forno e infornare la seconda teglia per muffin nello stesso modo.

Per porzione: 484 calorie, 40 g di proteine, 16 g di carboidrati (5 g di fibre), 31 g di grassi

# Ananas glassato speziato con cannella

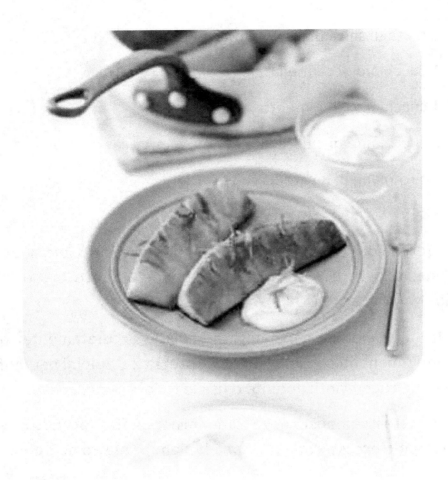

*Ingredienti*

la scorza e il succo 1 lime

2 cucchiai di miele chiaro

2 pizzichi di cannella in polvere

noce moscata intera

2 cucchiaini di zucchero a velo, setacciato

200 g di formaggio fresco a basso contenuto di grassi

2 cucchiaini di burro

1 ananas fresco, tagliato in 8 spicchi lunghi, senza pelle e torsolo

*Istruzioni*

Mescolare il succo di lime e metà della scorza di lime con 1 cucchiaio di miele, un pizzico di cannella e noce moscata. Metti da parte questa salsa. Mescolare lo zucchero a velo e un pizzico di cannella.

Riscaldare il burro e il miele rimanente in una padella antiaderente fino a quando non si saranno sciolti. Aggiungere l'ananas e cuocere a fuoco vivace per 8 minuti, girando regolarmente fino a caramellare. Versare la salsa al lime speziato e far bollire per qualche secondo, saltando l'ananas per glassare nella salsa.

Servire subito, spolverando con la scorza di lime rimanente e accompagnato da un ciuffo di cannella.

# Involtino di mango e frutto della passione

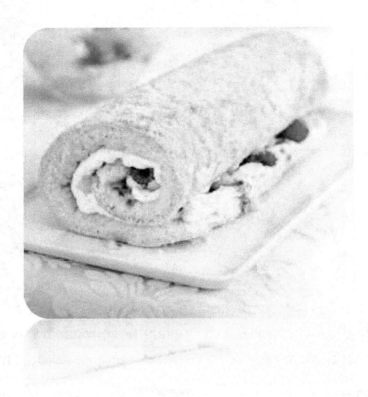

*Ingredienti*

3 uova

85 g di zucchero semolato dorato, più 1 cucchiaio

85 g di farina 00 setacciata

1 cucchiaino di lievito in polvere, setacciato

1 cucchiaino di estratto di vaniglia

*Per il ripieno*

1 cucchiaio di zucchero semolato dorato

polpa di 2 frutti della passione grandi e maturi

2 manghi, pelati e tagliati a pezzetti

250 g di lamponi congelati, scongelati

Vaschetta da 200 g di yogurt greco al 2% o fromage frais a bassissimo contenuto di grassi

*Istruzioni*

Riscaldare il forno a 180 ° C. Ungere e rivestire una teglia da 30 x 24 cm con carta antiaderente. Mettere le uova e lo zucchero in una grande ciotola e sbattere con le fruste elettriche fino a quando non è denso e leggero, circa 5 minuti. Incorporare la farina e il lievito, poi la vaniglia. Versare nella teglia, inclinare per livellare il composto, quindi infornare per 12-15 minuti fino a quando non diventa dorato e appena elastico. Girare su un altro foglio di carta, spolverato con 1 cucchiaio di zucchero semolato. Arrotolare la carta all'interno della spugna, quindi lasciar raffreddare completamente. La spugna può essere congelata fino a 1 mese.

Unisci lo zucchero, la polpa del frutto della passione e un terzo del mango e dei lamponi nello yogurt. Srotola la spugna, spalmala con il ripieno, quindi arrotolala. Servire con il resto della frutta a lato. L'involtino può essere farcito e arrotolato fino a 2 ore prima di essere servito e conservato in frigorifero.

# Bevande ed estratti

**Cosa puoi mangiare e bere durante il digiuno?**

Se vuoi davvero trarre beneficio sia dai chetosi, bruciare il tuo grasso per produrre energia, sia dall'autofagia, che sarà l'effetto disintossicante di un digiuno, allora dovrai essere molto attento e severo riguardo al modo in cui fai il tuo digiuno. Quindi potresti chiederti cosa puoi mangiare o bere senza interrompere un digiuno?

L'acqua, liscia o frizzante, la maggior parte dei tè e del caffè nero sono le uniche cose che puoi bere o mangiare senza interrompere un digiuno. Ma alcune bevande hanno così tanti altri benefici (come il succo di limone) che possono superare i rischi di interrompere il digiuno. Puoi anche aggiungere dolcificanti artificiali, ma questi hanno altri effetti negativi, quindi non è consigliabile.

E so che può essere un aspetto negativo leggere che quando farai i tuoi sette giorni di digiuno in un mese, avrai solo quelle tre bevande salutari su cui fare affidamento.

Immergiamoci di più in ciò che puoi effettivamente mangiare e bere durante un digiuno, quali sono i vantaggi di alcuni cibi "che potrebbero rompere il digiuno" e cosa interromperà un digiuno, contrariamente a quanto potresti pensare.

Questo libro non ti dice che mangiare caramelle, bere coca cola o mangiare patatine fritte interromperà un digiuno. La maggior parte dei cibi e delle bevande interrompe un digiuno, se ti stai chiedendo se mangiare verdure interrompe un digiuno, sì, lo fa!

Questo libro tratterà degli alimenti che a volte si consiglia di mangiare durante alcuni tipi di digiuno, come brodi vegetali, tisane, succo di limone, ecc. E quelli che tecnicamente interrompono un digiuno. Quello di cui voglio parlare sono tre categorie di alimenti:

*Quelli che sicuramente non romperanno un digiuno*

*L'area grigia*, gli alimenti che potrebbero potenzialmente interrompere un digiuno

*Quelli che interromperanno un digiuno*, anche se alcune persone pensano che non lo faccia

Ma tieni presente che sto parlando di digiuno rigoroso, non di ciò che ti farà semplicemente uscire dalla chetosi. Fondamentalmente i tipi di cibo che hanno calorie, potrebbero aumentare la glicemia e tecnicamente rompere uno stato di digiuno e prevenire l'autofagia.

# Immergiamoci!

## Cosa non romperà un digiuno

## L'acqua liscia o l'acqua frizzante interromperanno un digiuno?

### ACQUA / ACQUA FRIZZANTE

Certo, l'acqua non rompe un digiuno, è fondamentalmente ogni giorno. Ma anche l'acqua frizzante, che è solo acqua con un po' di gas carbonico aggiunto, è totalmente sicura.

La cosa più importante dell'acqua quando digiuni è che dovresti abituarti a berne molta. Come intermittente più veloce, sono abituato a bere circa 2 litri al giorno in un giorno normale, fino a 4 litri quando faccio un pasto al giorno o un digiuno prolungato.

È un sacco di assorbimento di liquidi, ma vedrai subito che è davvero importante rimanere idratati tutto il tempo, l'acqua ti aiuterà a prevenire vertigini, stanchezza e, logicamente, secchezza delle fauci.

## TÈ VERDE / LA MAGGIOR PARTE DEI TÈ

Qui sto mettendo il tè verde davanti, ma durante il digiuno vanno bene la maggior parte dei tè. La maggior parte del tè significa tè verde, tè nero e tè bianco. Questo non include tisane come tè alla frutta (ne parlerò più avanti).

Quelli sono sicuri durante il digiuno, a condizione che non ci mettiate zucchero o altro, ma so che siete persone intelligenti e non ne parlerò nemmeno! Più che essere sicuri, in realtà hanno altri vantaggi aggiuntivi. E non sto parlando solo di tè verde, ogni tipo di tè può aiutare a promuovere la perdita di peso a modo suo.

*I benefici del tè verde per dimagrire*

## Tè verde

La pianta del tè verde si chiama Camellia Sinensis, al loro interno vive un composto chiamato tè verde Catechine (GTC in breve). Uno studio condotto sull'argomento ha rivelato che questo composto GTC aveva potenti proprietà antiobesità. Il consumo giornaliero di 270-1200 mg di GTC riduce il grasso corporeo.

L'ipotesi principale su come funziona è che GTC potrebbe stimolare l'attività del sistema nervoso simpatico (SNS). SNS è responsabile della "risposta di lotta o fuga" nel tuo corpo. Significa che se stai cercando bacche nella natura selvaggia e sei saltato da un orso, il tuo corpo rilascerà adrenalina, aumenterà la consapevolezza e il dispendio di energia per aiutarti a scegliere il più rapidamente possibile tra combattere l'orso o correre per la tua vita. E per darti l'energia per farlo.

Quando si stimola la SNS, il tè verde promuove la combustione dei grassi. Il tè verde contiene anche caffeina, di cui parlerò più avanti. La caffeina è anche nota per alleviare lo stesso tipo di effetti. Se combinati, possono aumentare fino al 4% il dispendio calorico.

Inoltre, il tè verde è noto anche per ridurre l'appetito. Quindi, durante il digiuno intermittente, prendi in considerazione di prendere una tazza di tè verde da sorseggiare durante la mattina e dovresti passare facilmente.

*I benefici del tè bianco per dimagrire*

### Tè bianco

Mentre il tè verde ottiene tutto il buon rap, anche altri tipi di tè hanno grandi benefici quando si tratta di perdita di peso e il tè bianco ha alcuni composti simili al tè verde, favorendo la perdita di peso. È dimostrato che la sua miscela di caffeina e catechine, che si trovano anche nel tè verde, migliorano la perdita di peso.

Uno studio di revisione ha anche dimostrato che il tè bianco può aiutare ad aumentare il metabolismo fino al 5%, che potrebbe essere pari a circa 100 calorie in più al giorno.

*I benefici del tè nero per dimagrire*

### Tè nero

È un fatto meno noto, ma il tè nero aiuta anche a promuovere la perdita di peso. Questo studio spiega che il tè verde decaffeinato e il tè nero hanno un effetto positivo sul microbioma intestinale. Il tè nero favorisce la produzione di acidi grassi a catena corta nell'intestino e, alterando il microbiota, aumenta la fosforilazione dell'AMPK epatico.

APMK, per proteina chinasi attivata da AMP, è un enzima che svolge un ruolo importante nel metabolismo, attivando l'assorbimento di glucosio e acidi grassi da utilizzare come energia. Aumentare l'APMK dovrebbe aiutare ad aumentare il dispendio calorico e la combustione dei grassi.

*La mia solita tazza di caffè al mattino*

### CAFFÈ NERO

Niente zucchero, niente panna, niente latte, niente. E non sono davvero un grande fan dei dolcificanti artificiali! Così semplice caffè nero. So che potrebbe essere difficile per qualcuno di voi con l'abitudine di aggiungere qualcosa in più.

Ho usato per aggiungere zucchero al mio caffè e quando ho deciso di attuare il digiuno intermittente, non ho avuto altra scelta che abituarmi al caffè senza zucchero. Ok, avevo un'altra scelta: non bere il caffè. Si, come no!

Non ti sto consigliando di sorseggiare un caffè tutto il giorno durante un digiuno. Ho parlato prima che il tè verde potrebbe ridurre l'appetito, quindi sorseggiare una tazza di tè verde al mattino sarebbe un ottimo compagno durante il digiuno. È lo stesso con il caffè. Ma entrambi questi grandi compagni hanno caffeina e strafare potrebbe portare alla dipendenza.

La maggior parte di noi è, in un modo o nell'altro, dipendente dalla caffeina, ma non al punto da bere caffè tutto il giorno, rovinando la pressione sanguigna e la frequenza cardiaca, tra le altre cose.

Ora che ti ho dato le solite avvertenze sulla caffeina, più che non interrompere il digiuno, il caffè e la caffeina hanno davvero grandi benefici che sono collegati in modo interessante ai benefici del digiuno.

### Ridurre l'appetito

Quello non è realmente supportato da nessuna vera scienza, ma tutti sembrano dire che il caffè riduce l'appetito. E posso tranquillamente dire che lo fa per me. Spesso mi sento sazia dopo una tazza e l'effetto potrebbe durare un po ', a volte fino a 3 ore.

Questo libro / studio, condotto su un campione molto piccolo di pazienti, sembra dimostrare che l'assunzione di caffè non ha avuto alcun impatto sui livelli di grelina o leptina. Questi sono rispettivamente gli ormoni della fame e della sazietà. Nell'libro si dice anche che il caffè decaffeinato sembrava avere più effetto sull'appetito rispetto al caffè reale.

E non posso dire altrimenti, per un po' la mia tazza di caffè mattutina era all'80% di deca e gli effetti sull'appetito, almeno per me, erano esattamente gli stessi.

## Abbassare l'infiammazione metabolica

La sindrome metabolica è nota come un tipo di infiammazione caratterizzata da ipertensione, eccesso di grasso corporeo e alti livelli di zucchero nel sangue. La caffeina potrebbe avere, secondo gli studi, benefici antinfiammatori, che aiutano a ridurre il rischio di sindrome metabolica. Il che è divertente, dal momento che il digiuno può anche aiutare a ridurre questo rischio.

Ciò significa anche una riduzione del rischio di diabete di tipo 2, sulla base di molti studi sull'argomento, e un abbassamento dei rischi di malattie cardiache, fino a un impressionante 19%, con un'assunzione giornaliera di 700 ml di caffè.

## Promuovere la salute del cervello

Come il digiuno intermittente, il caffè può avere grandi benefici sulla salute del cervello. Ad esempio, secondo questo studio, l'assunzione regolare di caffè può ridurre i rischi di Alzheimer e Parkinson. E come il digiuno, il caffè aiuta:

**Produzione di chetoni.** I chetoni sono l'energia preferita per il cervello e quando è in chetosi, il tuo corpo farà affidamento esclusivamente sui corpi chetonici per l'energia.

**L'autofagia, che** è uno degli effetti "disintossicanti" che il digiuno ha sul tuo corpo. Questo processo riciclerà le cellule danneggiate e morte, tra le altre cose.

Migliora le **funzioni cerebrali** generali a lungo termine, riducendo i rischi di malattie mentali legate all'età.

## Cosa non dovrebbe interrompere un digiuno

Se sarai molto severo riguardo al tuo digiuno, se sei il tipo di ragazzo/a solido come una roccia che non si muove di un centimetro sui suoi principi e vuole la cosa reale, quei cibi non fanno per te. O contengono una certa quantità di calorie o la scienza non è perfettamente chiara sul loro effetto su un corpo a digiuno.

Ma se sei pronto per sperimentare e pensare ai benefici di alcuni di essi (non fumare ovviamente), potresti provare a vedere se ti sta bene.

*Il succo di limone romperà un digiuno?*

## SUCCO DI LIMONE

Generalmente, il succo di limone viene aggiunto all'acqua per dargli un po' di sapore ed è noto per avere molti effetti benefici per il corpo. Ma il succo di limone, anche se spremuto, è ancora fruttosio e ha ancora alcune calorie. Un bicchiere di succo di limone è di circa 60 calorie, quindi se si aggiunge all'acqua durante il giorno, si sta effettivamente ricevendo calorie nel vostro sistema. Quindi, fondamentalmente, il succo di limone non è sicuro per il digiuno.

Ma allora perché così tante persone che sostengono il digiuno parlano di aggiungere succo di limone all' acqua? Non aumenterà la glicemia, non susciterà una risposta metabolica, non aumenterà i livelli di insulina e non impedirà l'autofagia. Quindi, in pratica, a parte la scienza che è dura, aggiungere un po' di limone alla tua acqua dovrebbe andare bene.

**Ecco alcuni dei benefici del succo di limone durante il digiuno:**

Questa non è scienza, ma il gusto del limone aggiunto alla tua acqua ti aiuterà a bere di più. L'acqua potabile è una parte importante di un buon digiuno e quel gusto aggiunto potrebbe aiutarti.

Certo, è un'ottima fonte di vitamina C. Quando sei a digiuno prolungato, non riceverai molte vitamine e sebbene le riserve di vitamina C non si esauriscano in una settimana, è comunque un'aggiunta gradita.

Inoltre, i limoni sono anche una ricca fonte di magnesio, potassio e calcio, che sono minerali essenziali e molto importanti durante il digiuno.

Potrebbe potenzialmente aiutare a sentirsi sazi

*L'aceto di sidro di mele romperà il tuo digiuno?*

## ACETO DI SIDRO DI MELA

L'aceto di mele, in breve ACV, sta diventando molto popolare quando si parla di diete, in particolare il digiuno e il cheto.

Di solito, ACV viene aggiunto in una tazza d'acqua, non più di un cucchiaio. È spesso combinato con succo di limone e talvolta anche con sale rosa dell'Himalaya. A seconda che ti piaccia o meno il sapore acido dell'ACV, ho scoperto che con un po' di limone e sale in realtà aiutava a bere più acqua.

Ma ho capito che ACV era un po' controverso quando si trattava di rompere un digiuno. Poiché ha circa 22 calorie per 100 grammi, interrompe il digiuno. Di nuovo, tecnicamente. L'aggiunta di poche gocce in una tazza d'acqua avrà molti più vantaggi aggiunti rispetto a questo tecnicismo. Se sei molto severo, non usare ACV. Ma ha molti vantaggi:

Il digiuno aiuta a bilanciare i batteri nell'intestino. E anche l'ACV può aiutare molto, è noto per uccidere i batteri cattivi nell'intestino, prevenendo la proliferazione batterica.

Aiuta a riequilibrare i livelli alcalini nel sangue. Con la nostra cattiva abitudine nel mangiare e nel bere, siamo generalmente più acidi che alcalini. Gli ACV, quelli ingeriti, diventano alcalini e aiutano a bilanciare i livelli di PH.

Come il digiuno, ancora una volta, l'ACV promuove la riduzione degli zuccheri nel sangue e riduce i livelli di insulina.

Potrebbe prevenire l'accumulo di grasso, questo studio su ratti diabetici obesi ha dimostrato che gli acidi acetici li proteggevano da un ulteriore aumento di peso

Questo studio ha dimostrato che l'ACV potrebbe essere un efficace soppressore dell'appetito, inibendo i centri nel cervello che controllano l'appetito.

*I dolcificanti artificiali e le bibite dietetiche interrompono il digiuno?*

## DOLCIFICANTI ARTIFICIALI

Per quanto vorrei dire che bere coca cola dietetica o aggiungere capsule di stevia alle pause caffè non spezza un digiuno... sembra che non ci siano prove che lo faccia, concludendo che sono molto dannosi per te, sì, ma non romperanno il tuo digiuno.

I dolcificanti artificiali sono disponibili in molte forme e la maggior parte di essi sono altamente elaborati. Come lo zucchero proveniente dalla barbabietola, le foglie di stevia fanno molta strada prima di finire in capsule o addirittura in polvere. Sono stati condotti così tanti studi sugli effetti negativi dei dolcificanti artificiali:

Uno studio ha dimostrato che bere bevande dietetiche quotidianamente aumenta i rischi di eventi cardiovascolari del 30%.

Un altro studio ha concluso che i consumatori abituali di bibite dietetiche avevano un rischio maggiore del 50% di sindrome metabolica (pressione alta e zucchero nel sangue, grasso viscerale in eccesso, ecc.)

Un altro ancora ha affermato che le bevande dietetiche aumentano i rischi di obesità del 47%.

Eccetera.

Naturalmente, bere una coca cola dietetica non sarà la stessa cosa che aggiungere un po' di polvere di stevia al caffè del mattino. E se hai davvero bisogno di questo per tenere il passo con l'abitudine al digiuno, direi che gli svantaggi dei dolcificanti artificiali sono superati da quelli delle esperienze di digiuno.

Ma un effetto collaterale dei dolcificanti artificiali potrebbe potenzialmente rendere più difficile il digiuno. Certo, hai assecondato la tua voglia di dolci con un po' di stevia e ti senti benissimo. Uno studio ha dimostrato che mentre il centro di ricompensa era completamente attivato nel cervello quando si aveva il glucosio, non era con dolcificanti artificiali.

Significa che il tuo cervello bramerà davvero cibo e zucchero, aumentando l'appetito perché gli darai dolcezza, associata a calorie e carboidrati, con nessuno di questi. Uno studio sulla neurobiologia del desiderio di zucchero raggiunge le stesse conclusioni.

Quindi, per concludere, puoi usare dolcificanti artificiali e persino soda dietetica durante il digiuno, non ci sono prove che dimostrino che interrompe il digiuno. Ma dovresti solo essere consapevole degli svantaggi di farlo.

*Il pre-allenamento è sicuro durante il digiuno?*

## PRE-ALLENAMENTI E SUPPLEMENTI PER L'ALLENAMENTO

Questi possono assumere molte forme e potrebbero includere caffeina, estratti di tè verde, oltre a BCAA, vitamine del gruppo B, aminoacidi e, naturalmente, alcuni dolcificanti artificiali. Non ti fornirò un elenco esaustivo di tutte le variazioni che puoi vedere sul mercato, ma ti dirò cosa cercare nei pre-allenamenti per sapere se questa ricetta specifica potrebbe o meno rompere il tuo digiuno.

Non sarò in grado di fornire tutti gli ingredienti e, essendo i pre-allenamenti altamente elaborati, potrebbero esserci alcune cose in essi che potrebbero interrompere un digiuno o prevenire l'autofagia di cui non sarei nemmeno a conoscenza. Naturalmente, il valore energetico di un integratore pre-allenamento ha calorie, romperai il digiuno. È abbastanza facile!

Ma non sempre indicano il numero di carboidrati o calorie per porzione e talvolta può essere abbastanza difficile sapere se un pre-allenamento interrompe un digiuno o meno.

Ad ogni modo, ecco alcuni degli ingredienti più importanti nei pre-allenamenti e il loro effetto su un digiuno.

√ Caffeina, estratto di tè verde, sale

Ho già parlato dei benefici della caffeina e del tè verde. E il sale, in particolare il sale rosa dell'Himalaya, è un ottimo integratore da aggiungere all'acqua durante il digiuno, per prevenire l'affaticamento e il mal di testa e non romperà il digiuno.

√ Dolcificanti

Come ho già detto, i dolcificanti artificiali non ti spezzano il digiuno. Sucralosio, stevia, dovrebbero andare bene con il tuo digiuno. Hanno molti altri svantaggi e se riesci a trovare pre-allenamenti senza dolcificanti, sarebbe comunque meglio.

### ✓ Creatina

La creatina può essere trovata quasi ovunque nel tuo corpo, il 95% è presente nei muscoli e l'ultimo 5% è nel tuo cervello. È formato da tre amminoacidi: L-arginina, glicina e L-metionina. Può essere prodotto naturalmente dal tuo corpo.

Il tuo corpo non ha bisogno di più di 3 grammi di creatina al giorno, la metà proviene da ciò che stai ingerendo e l'altra metà è prodotta dal tuo corpo. La sua funzione principale è fornire energia alla parte del corpo che ne ha bisogno. Quando si integra con la creatina, si è scoperto che migliora la forza, la resistenza, la potenza, la massa magra, ecc.

Sembra che il guadagno muscolare, potrebbe derivare da due cose:

Il fatto che stai facendo allenamenti più intensi a causa del miglioramento delle prestazioni.

Ritenzione idrica nei muscoli, che la creatina aumenta molto

La creatina è sicura al 100% per il digiuno, quindi L-arginina, glicina, L-metionina e creatina nei pre-allenamenti non saranno un problema per il tuo digiuno.

### ✓ Beta-Alanina

Questo amminoacido non essenziale viene utilizzato per sintetizzare le proteine. Insieme all'istidina, un altro amminoacido, produrrà carnosina, che viene immagazzinata nel muscolo. L'effetto della carnosina nel muscolo è quello di ridurre la produzione di acido lattico.

Quando ti alleni, il tuo corpo scompone il glucosio nel muscolo e il muscolo lattato, producendo acido lattico. Ciò renderà i muscoli più acidi e preverrà la scomposizione del glucosio, con conseguente affaticamento muscolare, ecco perché sei dolorante dopo un allenamento.

L'integrazione con beta-alanina ha dimostrato di aumentare i livelli di carnosina nei muscoli fino all'80%. Logicamente, questo porta a prestazioni e resistenza migliori.

E la beta-alanina non aumenterà i livelli di insulina né susciterà una risposta metabolica, sei a posto!

- Vitamine

Naturalmente, nessuna vitamina interromperà il tuo digiuno.

Ma alcuni tipi di vitamine, quelle liposolubili, devono essere assunte con una sorta di grasso per essere assorbite dall'organismo. A volte viene aggiunto alla polvere per migliorarne l'assunzione. Ad esempio, la vitamina K e la vitamina A sono vitamine liposolubili. Quindi la maggior parte delle volte, gli acidi grassi vengono aggiunti alla miscela per aiutare il tuo corpo ad assorbire quelle vitamine.

E gli acidi grassi, come altri grassi, interromperanno il tuo digiuno, anche se non dovrebbero interrompere la chetosi. Quindi dovresti evitare eventuali acidi grassi essenziali aggiunti, o EFA, e grassi aggiunti.

## Carboidrati

Ok, è ovvio, ma quando guardi la scheda dei nutrienti / ingredienti, controlla se c'è qualche percentuale di carboidrati nella composizione del pre-allenamento. Come puoi vedere nell'immagine sopra, i pre-allenamenti spesso contengono alcuni carboidrati.

Naturalmente, i carboidrati aumentano i livelli di insulina, interrompono la chetosi, e quindi il digiuno e prevengono l'autofagia.

## BCAA o aminoacidi a catena ramificata

I BCAA sono una parte importante degli amminoacidi totali del corpo, sono composti da tre aminoacidi essenziali:

✓ Leucina
✓ Isoleucina
✓ Valina

Contrariamente alla maggior parte degli altri amminoacidi, questi tre sono scomposti nel muscolo e sembrano svolgere un ruolo importante nella produzione di energia durante l'esercizio, secondo questo studio. Inoltre, aiutano la costruzione del muscolo, in particolare la leucina, attraverso la costruzione delle proteine muscolari. Isoleucina e valina sono più specificamente utilizzate per regolare i livelli di zucchero nel sangue e produrre energia.

Possono anche svolgere un ruolo importante nell'energia complessiva, riducendo la produzione di serotonina, che è, in breve, il contrappeso alla dopamina, nel cervello durante l'esercizio.

Quindi immagina che i BCAA giochino un ruolo importante nei pre-allenamenti, e lo fanno. Il problema è: avere BCAA interrompe il digiuno. Gli aminoacidi se ingeriti, secondo questo studio, aumentano i livelli di insulina e riducono l'ossidazione dei grassi. I BCAA hanno anche poche calorie, quindi interrompono sicuramente un digiuno.

*Il fumo interromperà il digiuno?*

## FUMO

Secondo gli studi, il fumo non dovrebbe interrompere il digiuno. Non causerà una risposta all'insulina e la nicotina non sembra aumentare gli zuccheri nel sangue. Per riassumere è davvero sconsigliato fumare durante il digiuno, ma potresti potenzialmente farlo senza rompere il digiuno.

Ci sono però alcuni avvertimenti, pochi poiché non c'è abbastanza scienza sull'argomento. Come il fatto che alcune marche di sigarette abbiano aggiunto zucchero. In realtà, le più famose marche americane di sigarette, come Marlboro, Camel o Kent, hanno aggiunto zucchero, secondo questo studio. A volte è il terzo ingrediente più diffuso dopo la nicotina e il tabacco.

Dal momento che non stai ingerendo lo zucchero ma inalandolo, non dovrebbe rompere il digiuno, ma ancora una volta, la scienza sull'argomento è scarsa. Anche lo svapo sembra essere "sicuro".

In ogni caso, tieni presente che fumare durante il digiuno intermittente non dovrebbe avere un impatto negativo sul tuo corpo rispetto al fumo con una dieta regolare, ma fumare a digiuno prolungato è molto peggio. Dopo il quinto giorno, il tuo corpo si dedicherà alla nutrizione interna e si aggrapperà a tutti i nutrienti che gli darai, il che significa che assorbirà le sostanze chimiche che inalerai più velocemente e meglio.

*Cosa interromperà un digiuno*

### Il caffè Bulletproof romperà il tuo digiuno?

Bulletproof coffee è il nome di marca per un tipo specifico di ricetta: caffè, olio MCT e burro nutrito con erba. Ci sono molte versioni là fuori, io personalmente preparo questo con olio MCT e Ghee. Ma l'idea principale qui è aggiungere una sorta di grasso buono e ricco di chetoni a un caffè e frullarlo.

I vantaggi di questo caffè?

Aiuterà a mettere il tuo corpo in chetosi, il che significa fare affidamento sull'energia dalle tue riserve di grasso

Aiuta a sentirsi sazi

Se stai facendo cheto, fornisce parte del grasso buono di cui hai bisogno (e ne hai bisogno molto) su base giornaliera

Migliora la produzione di chetoni

Ti aiuta a concentrarti di più e a darti energia

Come puoi vedere, il caffè Bulletproof viene utilizzato principalmente nelle diete cheto.

Ma dal momento che stai aggiungendo grasso al tuo caffè, tecnicamente rompe un digiuno. Non ti espellerà dalla chetosi e praticamente non susciterà una risposta metabolica, ma il grasso che hai ingerito e le sue 9 calorie per grammo (8 per l'olio MCT però), dovranno comunque essere digerite e gestite dal corpo.

Altri effetti del caffè durante il digiuno sono:

Che potrebbe fermare l'autofagia, anche se dipende dalla tua salute, dall'attività fisica, dall'età, dal tipo di grasso che trovi nel caffè, ecc. Ma è una possibilità molto chiara

Che potrebbe impedirti di perdere peso all'inizio poiché otterrai un po' di energia dai chetoni del caffè

Ma per controbilanciare, a lungo termine, il successivo potrebbe essere invertito. Aumenterà il metabolismo, aumentando il tasso metabolico, la velocità con cui il tuo corpo brucia calorie. Quindi all'inizio potrebbe fermare un po' di bruciare i grassi, ma poi potrebbe anche aumentare gli effetti del digiuno e del cheto.

Mi piace questo caffè, ma se stai cercando un digiuno rigoroso, sicuramente non è consigliato. Ha altri vantaggi, ma è più uno strumento per le diete cheto che il digiuno intermittente secondo me. Ma ancora una volta, su un digiuno prolungato, per aiutarti a superare se miri principalmente alla perdita di peso, perché no.

Il tè alle erbe o alla frutta interrompe il digiuno?

## TISANE / TÈ FRUTTA

Non è supportato da nessuna scienza o dato. Solo buon senso. Mi piace il tè e ho diversi tipi di tè. I soliti tè verdi e neri, alcuni tè rossi e tè alla frutta, tisane e miscele.

La maggior parte di queste sono semplicemente piante ed erbe disidratate in acqua calda, non dovresti preoccuparti di interrompere il digiuno. Ma tra quelli, in particolare in alcuni tè e miscele alla frutta, cadrai su mandrini di frutta disidratata.

Questi sono disidratati, ma questo non elimina il fruttosio che contengono. Quindi, fondamentalmente, alcuni di questi infusi contengono alcuni tipi di pezzi di frutta che potrebbero fornire del fruttosio che tecnicamente romperebbe un digiuno.

Lo metto nella sezione "interromperà un digiuno" come piccolo avvertimento. Potresti stare bene con la maggior parte di quelle tisane / frutta, ma tieni presente che potrebbero potenzialmente essere "fat breakers".

Il brodo rompe un digiuno?

## BRODO DI CARNE / VEGETALE

I brodi hanno ottenuto molta trazione nelle diete e nelle comunità di digiuno negli ultimi anni. Soprattutto il brodo di carne, accompagnato da una lunga lista di benefici, tra cui:

Ridurre l'infiammazione e migliorare la salute dell'intestino

Supportare la perdita di peso aiutandoti a sentirti sazio

Aiutandoti a mantenere la struttura ossea, le unghie e i denti sani con il collagene

**Migliorare la qualità del sonno attraverso la glicina**

I brodi sono anche ricchi di elettroliti essenziali come sodio, potassio e magnesio.

Ma non farti ingannare, il digiuno con una ciotola di brodo ogni giorno non è un digiuno rigoroso. I brodi contengono calorie attraverso proteine, grassi e talvolta anche alcuni carboidrati. È ottimo cibo, ma sicuramente non è veloce e sicuro.

<u>**Le proteine in polvere rompono il digiuno?**</u>

PROTEINE IN POLVERE

Sembra che molte persone che si allenano e implementano il digiuno intermittente sembrano chiedersi se sarebbe bene bere il frullato proteico al mattino e ancora non interrompere il digiuno. È una domanda giusta, ma ha una risposta abbastanza ovvia: sono proteine in polvere, ha calorie, innesca una risposta insulinica. Rompe un digiuno.

Quindi, nel modo più semplice possibile, le proteine in polvere sono decisamente un no-go quando si tratta di digiuno. Non sono sicura che bere un frullato di proteine subito prima dell'allenamento sia così importante in ogni caso poiché le proteine che stai ricevendo dal frullato non saranno completamente metabolizzate e utilizzate dai tuoi muscoli per le prossime 24-48 ore.

Non ho trattato tutti i cibi possibili in modo approfondito, quindi potrebbero esserci ancora del cibo, bevande o altra sostanza che potresti chiederti: interrompe un digiuno? Ecco quelli a cui potrei pensare e le mie risposte rapide.

Lo svapo interromperà un digiuno? No, non lo farà. La dolcezza che ottieni dai sapori proviene dai dolcificanti artificiali.

La soda dietetica romperà un digiuno? Come ho accennato in precedenza, la soda dietetica non rompe un digiuno. Ma hanno molti altri svantaggi.

Gli integratori interromperanno il digiuno? L'integrazione con minerali non interromperà il digiuno, consiglierei anche di considerare di farlo durante i digiuni prolungati. Ma a seconda del tipo di vitamina (liposolubile come K, A), come ho detto sopra, gli integratori avrebbero potuto aggiungere grasso per l'assorbimento che non poteva essere assunto a stomaco vuoto.

La gomma senza zucchero romperà un digiuno? No, non lo farà, ma ha altri effetti negativi sulla salute dell'intestino e sulle voglie.

La cannella romperà un digiuno? La cannella ha calorie, proteine e persino alcuni carboidrati. Polverizzarla un po' sul tuo caffè quotidiano non dovrebbe avere un enorme effetto sul tuo metabolismo, ma ancora una volta, tecnicamente rompe un digiuno.

Il dentifricio e la spazzolatura dei miei denti romperanno il digiuno? Può sembrare una domanda stupida, ma il sapore dolce del dentifricio potrebbe lasciarti a bocca aperta. Certo, non stai esattamente ingerendo il dentifricio, ma la dolcezza e il gusto provengono da qualche parte. La maggior parte di loro ha semplicemente aggiunto dolcificanti artificiali, quindi come la gomma o la soda dietetica, non dovrebbe interrompere un digiuno.

Il cetriolo, la menta, ecc. romperanno il digiuno? Quando tagli o spremi una verdura o un'erba, potresti ingerirne alcuni pezzi. Ma semplici fette di cetriolo infuse in acqua, o un po' di menta, non dovrebbero rompere un digiuno. È la stessa cosa del tè alle erbe o alla frutta, meno i pezzi confezionati di fruttosio.

21 giorni di sfida brucia grassi

È una sfida di 21 giorni che combina i principi della dieta cheto e del digiuno intermittente per una perdita di peso rapida e sicura. Funziona altrettanto bene per qualcuno che ha bisogno di perdere 2 chili come qualcuno che ha bisogno di perdere 200.

Hai bisogno di perdere peso e non sai da dove cominciare? Invece di fare ulteriori ricerche, prova questo...

CPSIA information can be obtained
at www.ICGtesting.com
Printed in the USA
BVHW011338210621
610122BV00003B/168

9 781802 920338